Ratgeber Kinder psychisch kranker Eltern

Ratgeber Kinder- und Jugendpsychotherapie
Band 23

Ratgeber Kinder psychisch kranker Eltern

Prof. Dr. Albert Lenz, Prof. Dr. Silke Wiegand-Grefe

Herausgeber der Reihe:

Prof. Dr. Manfred Döpfner, Prof. Dr. Dr. Martin Holtmann, Prof. Dr. Franz Petermann

Begründer der Reihe:

Manfred Döpfner, Gerd Lehmkuhl, Franz Petermann

Albert Lenz
Silke Wiegand-Grefe

Ratgeber Kinder psychisch kranker Eltern

Informationen für Betroffene, Eltern, Lehrer und Erzieher

hogrefe

Prof. Dr. Albert Lenz, geb. 1951. Seit 1994 Professor für Klinische Psychologie und Sozialpsychologie an der Katholischen Hochschule Nordrhein-Westfalen, Abteilung Paderborn, Fachbereich Sozialwesen, Leiter des Instituts für Gesundheitsforschung und Soziale Psychiatrie.

Prof. Dr. Silke Wiegand-Grefe, geb. 1964. Seit 2004 wissenschaftliche Mitarbeiterin am Universitätsklinikum Hamburg-Eppendorf in der Klinik für Kinder- und Jugendpsychiatrie, -psychotherapie und -psychosomatik und seit 2011 Inhaberin der Professur für Klinische Psychologie und Psychotherapie an der MSH Medical School Hamburg.

Bibliografische Information der Deutschen Nationalbibliothek
Die Deutsche Nationalbibliothek verzeichnet diese Publikation in der Deutschen Nationalbibliografie; detaillierte bibliografische Daten sind im Internet über http://dnb.dnb.de abrufbar.

Hogrefe Verlag GmbH & Co. KG
Merkelstraße 3
37085 Göttingen
Deutschland
Tel.: +49 551 999 50 0
Fax: +49 551 999 50 111
E-Mail: verlag@hogrefe.de
Internet: www.hogrefe.de

Umschlagabbildung: gettyimages.de, © Tim Hall
Illustrationen: Klaus Gehrmann, Freiburg; www.klausgehrmann.net
Satz: ARThür Grafik-Design & Kunst, Weimar
Druck: Media-Print Informationstechnologie GmbH, Paderborn
Printed in Germany
Auf säurefreiem Papier gedruckt

1. Auflage 2016

(E-Book-ISBN_PDF 978-3-8409-2590-0; E-Book-ISBN_EPUB 978-3-8444-2590-1)
ISBN 978-3-8017-2590-7
http://doi.org/10.1026/02590-000

Zielsetzung des Ratgebers

Dieser Ratgeber informiert über die Belastungen von Kindern, deren Eltern an einer psychischen Störung leiden, über das subjektive Erleben der betroffenen Kinder und erkrankten Eltern sowie über die in der Resilienzforschung identifizierten Schutzfaktoren, die Kinder gegenüber familiären und sozialen Belastungen und Risiken widerstandsfähiger und robuster machen. Die Informationen in diesem Ratgeber richten sich insbesondere an Eltern, aber auch an Erzieher und Lehrer, die Kinder psychisch erkrankter Eltern betreuen.

Dieser Ratgeber ist Bestandteil der Reihe „Leitfaden Kinder- und Jugendpsychotherapie“, in der die Diagnostik und Therapie verschiedener Auffälligkeiten vom Säugling- bis zum Jugendalter beschrieben werden. Der Ratgeber ergänzt den Leitfaden zu Kindern psychisch erkrankter Eltern (Lenz & Wiegand-Grefe, 2017), der sich in erster Linie an Psychologische und Ärztliche Psychotherapeuten richtet.

Ziel des Ratgebers ist es, Eltern, Erziehern und Lehrern eine erste Information und Orientierung zu geben, wie die psychischen Widerstandskräfte von Kindern gestärkt werden können und wie die richtigen Hilfen für die Kinder gefunden werden können. Ein solcher Ratgeber kann natürlich nicht alle Fragen beantworten. Im Anhang werden Hinweise auf vertiefende Literatur und hilfreiche Weblinks sowie auf Adressen von Kliniken, in denen die gemeinsame Aufnahme von Mutter und Kind möglich ist, gegeben.

Paderborn und Hamburg, im April 2016

Albert Lenz und
Silke Wiegand-Grefe

Inhaltsverzeichnis

1 Kennen Sie das?

Katja ist 8 Jahre alt und hat große Schwierigkeiten im Umgang mit Gleichaltrigen. Sie wirkt diesen gegenüber unsicher, schüchtern und tritt selten mit ihnen in Kontakt. Im Umgang mit Erwachsenen ist sie hingegen offen und häufig distanzlos. Nachdem ihre Mutter ungewollt mit Katja schwanger wurde und die Schwangerschaft komplikationslos verlief, erkrankte die Mutter nach der Geburt an einer Depression. Die ersten fünf Lebensjahre des Mädchens waren durch die depressive Erkrankung der Mutter geprägt, die auch mehrere Aufenthalte in der psychiatrischen Klinik erforderlich machte. Die stationäre Behandlung wurde seitens der Mutter jedoch immer wieder abgebrochen, so dass kaum Besserungen eintraten. Katja erlebte zwei Suizidversuche ihrer Mutter. Einmal nahm diese eine Überdosis Medikamente ein und das zweite Mal schnitt sie sich vor den Augen des Mädchens die Pulsadern auf. Nach der Trennung der Eltern blieb Katja zunächst mit ihrer älteren Schwester bei der Mutter. Ein Jahr später wurde dieser jedoch das Sorgerecht entzogen und beide Kinder kamen auf eigenen Wunsch zum Vater. Dieser lebte zu dem Zeitpunkt bereits seit zwei Jahren mit seiner neuen Lebensgefährtin und deren 9-jährigen Tochter zusammen. Seit dem Sorgerechtsentzug besteht kein Kontakt mehr zwischen den beiden Mädchen und ihrer Mutter.

Anna ist 10 Jahre alt und besucht die 4. Klasse einer Grundschule. Sie wohnt gemeinsam mit ihrer Mutter und ihrem Vater in einem Einfamilienhaus in einem kleinen Ort. Aufgrund einer akuten Depression ist Annas Mutter seit zwei Monaten krankgeschrieben. Sie wartet auf eine Aufnahme in die Tagesklinik. Im Zusammenleben mit Anna treten nach Angaben der Mutter seit Wochen vermehrt

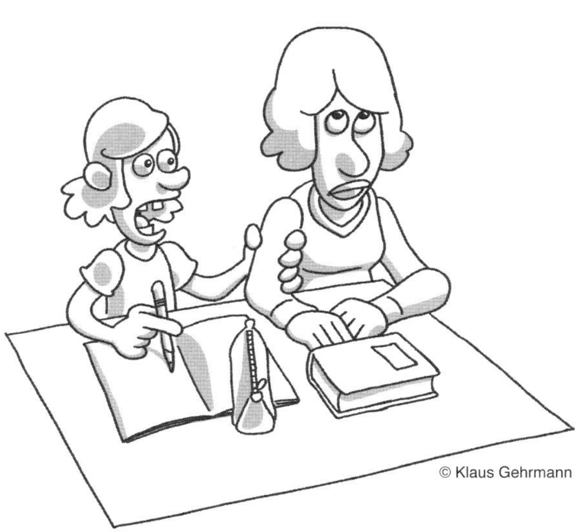

© Klaus Gehrmann

massive Schwierigkeiten auf. So ist Anna sehr reizbar, will morgens nicht zur Schule gehen und trödelt herum. Sie verlangt, dass sich die Mutter während der Hausaufgaben neben sie setzt und weigert sich, nachts allein in ihrem Bett zu schlafen. Gleichzeitig übernimmt Anna mit Freude verschiedene anfallende Arbeiten im Haushalt, wie z. B. Spülen, Aufräumen oder Staubsaugen. Die Mutter erzählt, dass sie sich von dem Verhalten ihrer Tochter überfordert fühle, da es ihr an Energie fehlt, sich mit ihr auseinander zu setzen.

Der 6-jährige *Michael* lebt mit seiner Mutter allein, die seit der Trennung von ihrem gewalttätigen Mann, Michaels Vater, unter einer massiven Panikstörung leidet, die u. a. durch das plötzliche Auftreten von Herzrasen, Schwitzen, Beklemmungsgefühlen und der Befürchtung, in Ohnmacht zu fallen, äußert. Michael darf nur selten außerhalb der Wohnung mit anderen Kindern spielen, da die Mutter ihn möglichst immer in ihrer Nähe haben möchte. Sie hat mit ihm ausführlich geübt, den Notarzt anzurufen, falls sie plötzlich von einer Panikattacke überwältigt werden würde. Aus diesem Grund darf Michael auch den Kindergarten nicht regelmäßig besuchen. Die Mutter hat ständig Angst, dem Jungen könnte etwas passieren. Er darf daher auch nicht Radfahren oder auf dem Spielplatz auf Klettergerüste steigen.

Thomas ist 12 Jahre alt und besucht die 6. Klasse der Hauptschule. Er lebt bei seiner Mutter, die seit seiner Geburt an einer Depression und seit einigen Jahren außerdem auch an einer Magersucht leidet. Seinen Vater hat Thomas nicht kennengelernt. Dieser hatte sich bereits während der Schwangerschaft von seiner damaligen Partnerin getrennt und zeigte auch in den ganzen Jahren kein Bemühen, mit seinem Sohn in Kontakt zu treten. Thomas ist ein stark übergewichtiger, sehr zurückhaltender, schüchterner und gehemmt wirkender Junge. Er hilft seiner Mutter viel im Haushalt, räumt die Wohnung auf, „wenn sie sich schlecht fühlt", geht einkaufen und versucht, sie abzulenken und aufzuheitern. Engeren Kontakt hat Thomas nur zu seiner Großmutter und zu einer im Haus wohnenden Nachbarin, die häufiger zu Besuch kommt. Er hat kaum Freunde und wenige Beziehungen zu Gleichaltrigen außerhalb der Schule. Zu Geburtstagsfeiern von Klassenkameraden wird er selten eingeladen, auch er lädt kaum Klassenkameraden nach Hause ein. In der Schule wird er wegen seines Übergewichts und seiner „komischen" Mutter manchmal gehänselt, was er aber meist einfach „überhört". An und für sich geht er gern in die Schule. Er ist ein guter Schüler und bei den Lehrern beliebt, die auch eine Empfehlung zum Übertritt auf die Realschule gegeben haben.

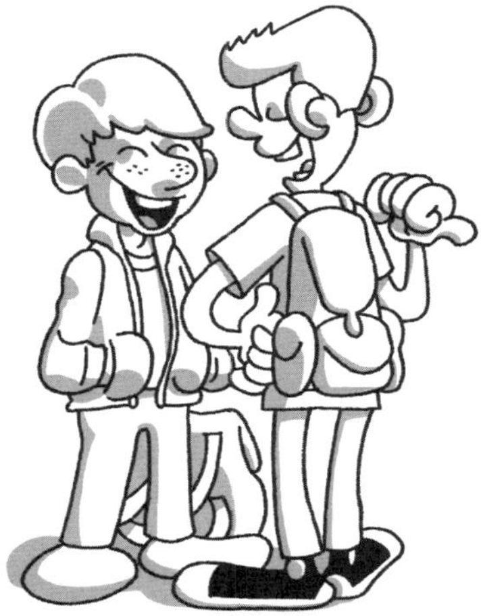 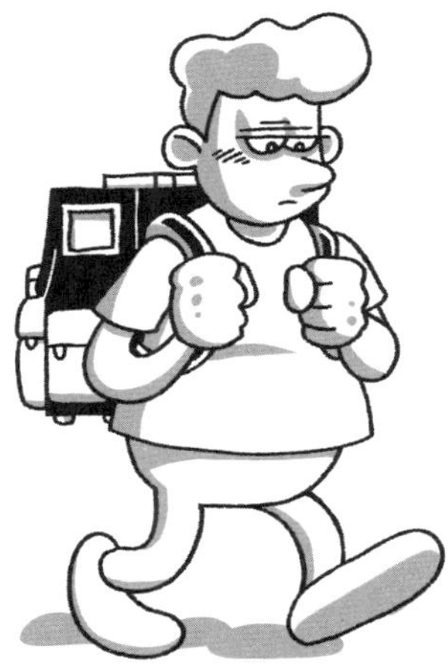

© Klaus Gehrmann

Seit einigen Wochen macht sich Thomas große Sorgen um die Gesundheit seiner Mutter. Er hat große Angst, sie könnte sich etwas antun oder sterben, weil sie kaum etwas isst und er sie auch nicht mehr, wie sonst häufig der Fall, dazu überreden kann. Die Mutter steht morgens nicht mehr auf, weint viel und äußert oftmals, dass alles keinen Sinn mehr habe. Am liebsten würde Thomas nicht mehr in die Schule gehen, damit er besser auf seine Mutter aufpassen kann. In einer Klassenarbeit in seinem Lieblingsfach Mathematik hat er eine schlechte Note erhalten. Da er in letzter Zeit zudem häufiger ohne Hausaufgaben in die Schule kommt, wird er vom Klassenlehrer dafür getadelt. Als er eines Tages von den Klassenkameraden wegen seiner Ungeschicklichkeit im Sportunterricht ausgelacht und gehänselt wird, rastet er aus und die Gefühle platzen aus ihm heraus. Er beginnt, heftig zu weinen und wild um sich zu schlagen. Dabei trifft er einen Klassenkameraden so, dass dieser mit dem Kopf an die Kante eines Turngeräts stürzt und blutet. Erschrocken rennt Thomas in das Klassenzimmer, holt seine Schultasche und läuft einfach nach Hause. Am nächsten Tag weigert er sich, in die Schule zu gehen. Auch an den folgenden Tagen überzeugt er seine Mutter, ihn wegen Bauchschmerzen in der Schule zu entschuldigen.

Katja, Anna, Michael und Thomas sind nur vier Beispiele für Belastungen und Probleme, die im Zusammenleben mit Eltern auftreten können, die an einer psychischen Störung leiden. Dieser Ratgeber soll Ihnen einen Überblick über Belastungen und Risiken für Kinder geben. Er soll vor allem Eltern, Lehrern und Erziehern, aber auch den Kindern selbst, wichtige Informationen über das Thema geben. Wir möchten aber auch aufzeigen, wie Kinder gestärkt werden, was wichtige Bezugspersonen tun und wie richtige Hilfen gefunden werden können.

2 Was Sie über die Belastungen von Kindern wissen sollten, deren Eltern an einer psychischen Störung leiden

Psychisch erkrankte Eltern machen sich Sorgen, dass sich ihre Störung auf die Kinder überträgt und ihre Kinder ebenfalls erkranken. Wie die Ergebnisse der sogenannten Risikoforschung zeigen, sind die Sorgen nicht ganz unberechtigt. Kinder von Eltern mit einer psychischen Störung sind nicht nur in vielfältiger Weise von der elterlichen Erkrankung betroffen, sondern haben ein deutlich erhöhtes Risiko im Verlaufe ihrer Entwicklung mit Verhaltensauffälligkeiten zu reagieren und selbst an einer psychischen Störung zu erkranken. Sie stellen somit eine besondere Risikogruppe dar, die eine sehr viel höhere Rate psychischer Störungen aufweist als Kinder aus Vergleichsfamilien mit psychisch gesunden Eltern.

In Studien konnte nachgewiesen werden, dass 1 % der Allgemeinbevölkerung im Verlauf des Lebens an einer psychotischen Störung (z. B. an einer Schizophrenie) erkrankt. Bei einem Kind, bei dem ein Elternteil an einer psychotischen Störung leidet, ist das Erkrankungsrisiko, im Vergleich zur Allgemeinbevölkerung, um mehr als das Zehnfache erhöht. Im Durchschnitt liegt das lebenslange Erkrankungsrisiko für die betroffenen Kinder bei etwa 13 % (siehe Plass & Wiegand-Grefe, 2012; Lenz, 2014). Trotz dieser deutlichen Risikoerhöhung kann man aber feststellen, dass die überwiegende Mehrzahl der Kinder, deren Eltern unter einer psychotischen Störung leiden, nämlich ca. 90 %, im Verlaufe ihres Lebens keine derartige Störung entwickeln.

Bei schweren affektiven Störungen (z. B. Depressionen) beträgt das Lebenszeitrisiko in der Allgemeinbevölkerung etwa 6 % (siehe Lenz, 2014; Mattejat & Lisofsky, 2014). Das Erkrankungsrisiko ist bei Kindern von Eltern mit einer affektiven Störung, im Vergleich zur Gesamtbevölkerung, verdoppelt. Wiederum können wir also feststellen, dass die große Mehrheit der Kinder von Eltern mit einer depressiven Störung im Verlaufe ihres Lebens selbst nicht erkrankt.

Bislang sind wir am Beispiel der psychotischen und affektiven Störungen der Frage nachgegangen, wie sich das Risiko für Kinder erhöht, dieselbe Störung wie ihre Eltern zu entwickeln. In der Wissenschaft spricht man in diesem Zusammenhang vom „spezifischen Erkrankungsrisiko“.

Untersuchungen zeigen, dass Kinder psychisch kranker Eltern im Verlauf der Kindheit und Jugendzeit auch ganz andere psychische Störungen und Verhaltensauffälligkeiten entwickeln. Dieses „allgemeine Erkrankungsrisiko“ soll im Folgenden, am Beispiel affektiver Störungen, veranschaulicht werden. Studien kommen zu dem Ergebnis, dass bei Kindern, bei denen ein Elternteil an einer affektiven Störung (z. B. Depression) leidet, das Risiko für die Entwicklung von psychischen Störungen allgemein um das ca. Vierfache höher ist als bei Kindern von gesunden Eltern (siehe Plass & Wiegand-Grefe, 2012; Lenz, 2014). Was die Art der Störungen betrifft, lässt sich eine Vielzahl an psychischen Auffälligkeiten und Problemen beschreiben. Häufig weisen die Kinder soziale Auffälligkeiten, wie z. B. Aggressivität, sozialer Rückzug, Kontaktstörungen, Angststörungen, Konzentrationsschwierigkeiten und Schulprobleme, auf oder es zeigen sich spezielle Auffälligkeiten, wie z. B. eine verstärkte Neigung zu Schuldgefühlen.

Das erhöhte Erkrankungsrisiko bei Kindern von Eltern mit einer psychischen Störung führt zu der Frage nach den möglichen Ursachen für diese Risiken. In wissenschaftlichen Untersuchungen konnten verschiedene Einflussfaktoren identifiziert werden, die uns in die Lage versetzen, die Wirkzusammenhänge besser zu verstehen. Es handelt sich hierbei zum einen um genetische Einflüsse und zum anderen um Umweltfaktoren. Der Frage, welche Rolle die Vererbung und welche Rolle die Umwelt spielt, soll im Folgenden nachgegangen werden.

2.1 Welche Rolle spielt die Vererbung?

Bei diesem hohen Erkrankungsrisiko der Kinder stellt sich natürlich die Frage, ob die psychischen Störungen von den Eltern an die Kinder vererbt werden können und ob es somit genetisch festgelegt ist, dass ein Kind psychisch erkrankt oder nicht. Die wissenschaftlichen Untersuchungen kommen zu dem übereinstimmenden Ergebnis, dass die Gene bei den verschiedenen psychischen Störungen eine Rolle spielen. In Studien wurden

- Kinder, deren leibliche Eltern an einer Psychose (z. B. einer Schizophrenie) erkrankt waren und nun bei psychisch gesunden Pflegeeltern aufwachsen und
- Kinder, deren leibliche Eltern gesund waren, nun jedoch bei Pflegeeltern leben, die an einer Psychose leiden,

miteinander verglichen.

Es zeigte sich, dass bei den Kindern, deren leibliche Eltern erkrankt waren und die in einer gesunden Pflegefamilie aufwuchsen, doppelt so häufig eine psychotische Störung diagnostiziert wurde, wie bei den Kindern, deren leibliche Eltern gesund waren und bei psychisch erkrankten Pflegeeltern lebten. Dennoch stellte man aber auch bei diesen Kindern, die bei erkrankten Pflegeeltern lebten und gesunde leibliche Eltern hatten, häufiger eine psychische Störung fest, als bei Kindern aus der Allgemeinbevölkerung. Die Kinder litten somit, ohne dass sie die Krankheit geerbt haben konnten, dennoch öfter an einer psychischen Störung, da sie in Familien mit einem Elternteil aufwuchsen, das unter einer psychotischen Störung litt.

In den sogenannten Zwillingsstudien wird die Auftretenshäufigkeit psychischer Störungen bei eineiigen und zweieiigen Zwillingen verglichen. Wenn eine Störung bei eineiigen Zwillingspaaren häufiger auftritt als bei zweieiigen Zwillingspaaren, lässt sich auf ihre Vererbung schließen. Die Zwillingsstudien zeigen, dass die Übereinstimmungsrate für Depressionen bei den eineiigen Zwillingen mit ca. 50 % deutlich höher ist als für zweieiige Zwillinge, die ca. 10 bis 20 % beträgt.

Die wissenschaftlichen Befunde sprechen demnach für eine Bedeutung des Erbfaktors bei der Entstehung von psychischen Störungen. Sie zeigen aber auch, dass die Gene den Zusammenhang zwischen elterlicher Erkrankung und kindlicher Auffälligkeit nur teilweise erklären können. Trotz dieser Erkenntnisse ist Entmutigung, weil „alles erblich sei“ und man die Entwicklung von Kindern psychisch kranker Eltern sowieso nicht beeinflussen könne, nicht angebracht. So weisen wissenschaftliche Untersuchungen auch noch in eine andere Richtung.

In Längsschnittstudien, in denen die Entwicklung von Kindern über mehrere Jahre mit wissenschaftlichen Methoden verfolgt wurde, konnte ein bedeutsames Zusammenwirken von genetischen Merkmalen sowie familiären und sozialen Lebensumständen nachgewiesen werden. Die Gene bestimmen ganz entscheidend darüber mit, ob sich bestimmte Lebensumstände negativ auf die Entwicklung des Kindes auswirken oder nicht. Sie prägen gewissermaßen das Ausmaß an Verletzlichkeit für Umweltbedingungen. Die Gene bestimmen, wie empfindsam und verletzlich ein Kind auf belastende Lebensumstände reagiert. Vererbt wird also nicht die psychische Störung. Ein Kind, dessen Vater oder Mutter beispielsweise depressiv erkrankt ist, gehört zu einer genetisch verletzlichen Gruppe, das heißt aber nicht, dass es automatisch selbst eine Depression oder eine andere psychische Störung entwickeln wird. Das Kind wird aber auf bestimmte Umweltbedingungen empfindlicher reagieren als ein Kind mit psychisch gesunden Eltern.

Merke:

Die Umweltbedingungen sind für ein Kind mit einem Elternteil, welches an einer psychischen Störung leidet, also ganz besonders bedeutsam. Wirken sie belastend, erhöht sich das Erkrankungsrisiko für das Kind, gelingt es hingegen die Umweltbedingungen so zu gestalten, dass sie möglichst wenig belastend sind, wird das Kind keine oder nur vorübergehende Auffälligkeiten bzw. mildere Störungen entwickeln.

2.2 Welche Rolle spielen familiäre Lebensumstände?

Wenn wir das Zusammenwirken von Erbfaktoren und Umweltfaktoren genauer verstehen wollen, ist eine detailliertere Analyse der belastenden familiären Lebensumstände und Umweltbedingungen erforderlich. In wissenschaftlichen Untersuchungen konnte eine Reihe von Faktoren gefunden werden, die die psychische Entwicklung der Kinder beeinträchtigen kann und durch die das Risiko für die Entstehung von psychischen Störungen erhöht wird. Das Wissen über familiäre Belastungsfaktoren ist dabei von besonderer Bedeutung. Es eröffnet viele Möglichkeiten, Ansatzpunkte für gezielte Hilfen zu finden, die auch von Ihnen als Eltern und Bezugspersonen selbst angewendet werden können. Zu diesen Faktoren zählen:

- *Erziehungsverhalten:* Viele Eltern mit einer psychischen Störung sind in ihrem Erziehungsverhalten verunsichert. Aufgrund ihrer Erkrankung erleben sie sich häufig als unfähig, ihre Kinder „richtig" zu erziehen und haben Schuldgefühle, ihren Kindern nicht die notwendige Förderung und Betreuung bieten zu können. Die Erfahrungen zeigen, dass in Zeiten akuter Krankheitsphasen zum einen die Fähigkeit beeinträchtigt sein kann, mit den alltäglichen Anforderungen in der Erziehung zurechtzukommen, und zum anderen die eigenen Möglichkeiten, die Kinder zu unterstützen und anzuleiten, eingeschränkt sein können. Psychisch kranke Eltern tendieren dazu, z. B. in ihrer Erziehungshaltung eher inkonsequent zu sein, sie haben Probleme sich durchzusetzen und Grenzen zu setzen und reagieren aufgrund ihrer Unsicherheit oftmals überängstlich oder zu streng. Es fällt ihnen manchmal schwer, das Selbstwertgefühl des Kindes durch

Lob und Anerkennung zu stärken. Aus ihrem Gefühl heraus, den Ansprüchen der Erziehung nicht gewachsen zu sein, beschreiben psychisch kranke Eltern ihre Kinder häufig als auffällig und schwierig, auch wenn dies von außenstehenden Beobachtern, wie Erziehern und Lehrern nicht bestätigt werden kann. Die Probleme im Erziehungsverhalten lassen sich aber nicht nur speziell bei Eltern mit einer psychischen Störung finden, sondern können auch bei Eltern in anderen Belastungssituationen beobachtet werden, etwa bei Eltern mit einem frühgeborenen Kind oder bei Eltern in Scheidungssituationen.
Aus der Forschung wissen wir, dass ein derartiges Erziehungsverhalten, die Entwicklung der Kinder negativ beeinflussen und daher einen bedeutsamen Belastungsfaktor darstellen kann. Da sich Probleme im Erziehungsverhalten negativ auf die Entwicklung der Kinder auswirken, sollten psychisch kranke Eltern in ihrem Erziehungsverhalten durch gezielte Hilfen gestärkt und gefördert werden.

- *Eltern-Kind-Beziehung:* Wissenschaftliche Studien zur Eltern-Kind-Beziehung kommen zu dem Ergebnis, dass viele psychisch kranke Eltern im Umgang mit ihren Kindern, speziell im Säuglings- und Kleinkindalter, Auffälligkeiten zeigen und sich teilweise von gesunden Eltern deutlich unterscheiden. So lassen psychisch kranke Eltern beispielsweise im Kontakt mit ihrem Kind oftmals weniger Interesse und gefühlsmäßige Beteiligung erkennen. Sie verhalten sich eher passiv und begegnen ihrem Kind mit vermindertem Blickkontakt und Lächeln. Sie sprechen nicht so viel mit ihrem Kind, streicheln es auch weniger als psychisch gesunde Eltern und äußern vermehrt Gefühle der eigenen Belastung und Überforderung. In zahlreichen Untersuchungen konnten Einschränkungen in der elterlichen Feinfühligkeit gegenüber dem Kind beobachtet werden. Feinfühligkeit meint die Fähigkeit der Mutter und des Vaters, die kindlichen Äußerungen wahrzunehmen, sie richtig zu verstehen sowie passend und unmittelbar darauf zu reagieren. Eltern mit einer psychischen Störung hingegen reagieren oftmals nicht oder erst verzögert auf die Signale des Kindes und sind insbesondere in akuten Krankheitsphasen gefühlsmäßig nicht oder nur schwer erreichbar. Oftmals wechselt das Verhalten der Eltern zwischen überfürsorglichem oder bevormundendem Verhalten und passiven oder sogar abweisenden Reaktionen. Dadurch wird das Verhalten zunehmend unberechenbarer für das Kind. Wenn dieses immer wieder die Erfahrung macht, dass die Eltern nicht bzw. nicht ausreichend auf die signalisierten Bedürfnisse eingehen oder sich gefühlsmäßige Unterstützung und Ablehnung abwechseln, wird das Kind seine Bedürfnisse nach Kontakt, Nähe und Zuwendung entweder unterdrücken oder Aufmerksamkeit und Nähe besonders stark suchen. Ein solches unsicheres Bindungsverhalten ist bei Kindern psychisch kranker Eltern häufig zu beobachten. Ein ähnliches Bindungsverhalten lässt sich aber auch bei frühgeborenen und bei entwicklungsverzögerten Kindern finden.

Merke:

Eine sichere Bindung, d. h. eine enge, überdauernde emotionale Beziehung von Kindern zu ihren Eltern und anderen Bezugspersonen, stellt ein menschliches Grundbedürfnis dar und ist eine zentrale Voraussetzung für eine positive kindliche Entwicklung. Erfährt ein Kind dauerhaft verlässliche, verständnisvolle und einfühlsame Antworten auf seine Bedürfnisse und darüber hinaus auch Unterstützung in Situationen, in denen es sich bedroht fühlt oder Kummer hat, so entwickelt es Vertrauen in seine soziale Umwelt, sieht sich selbst als liebenswert an und entwickelt ein positives Selbstbild. Eine sichere Bindung bildet die Basis für die Erkundung der Welt. Die enge emotionale Beziehung zu den Eltern und anderen Bezugspersonen ermutigt das Kind, mit Offenheit und Neugierde die Welt zu entdecken.

- *Partnerschaftliche Beziehung der Eltern:* Wie Studien zeigen, bringt eine psychische Störung für den Partner fast immer Belastungen durch die krankheitsbezogenen Sorgen und Ängste mit sich. Wenn die Krankheit schon länger anhält oder es immer wieder zu akuten Krankheitsphasen kommt, kann dies beim Partner auch zu Sorgen im Hinblick auf die Zukunft der Familie führen. Die krankheitsbedingten Einschränkungen, wie z. B. Müdigkeit, Angst oder Antriebslosigkeit des erkrankten Partners bringen es mit sich, dass zumindest zeitweise viele zusätzliche Aufgaben und Verpflichtungen in der Familie vom gesunden Partner übernommen werden müssen, so etwa die Versorgung und Erziehung der Kinder oder die Arbeit im Haushalt. Hinzu kommt, dass eine psychische Störung meist veränderte Bedürfnisse des erkrankten Partners, z. B. den Wunsch nach Ruhe, mit sich bringt, auf die im Alltag Rücksicht genommen werden muss. Dies ist häufig mit einem veränderten Tagesablauf für den Partner und die Kinder verbunden. Bei den teilweise erheblichen Veränderungen und Belastungen entstehen leicht Reibereien und Konflikte zwischen den Partnern und eine allgemein angespannte, gereizte Stimmung im familiären Zusammenleben.

In Untersuchungen konnte nachgewiesen werden, dass eheliche Schwierigkeiten in Familien mit einem psychisch erkrankten Elternteil häufig auftreten. Dieser Befund ist insofern von großer Bedeutung, als mehrfach gezeigt werden konnte, dass elterliche Spannungen und Konflikte allgemein und unabhängig von einer psychischen Erkrankung eines Elternteils für die Entwicklung aller Kinder einen Belastungsfaktor darstellen und das Risiko für eine psychische Störung bei den betroffenen Kindern erhöhen. Bei den Kindern von Eltern, die eine psychische Störung haben, kommt die bereits angesprochene besondere Verletzlichkeit hinzu. Sie reagieren auf elterliche Auseinandersetzungen oftmals mit Ängsten, Verunsicherung, Traurigkeit, Hilflosigkeit und Verzweiflung, Schuldgefühlen, aber auch mit Aggression und Wut.

2.3 Welche Rolle spielen individuelle Faktoren beim Kind?

Störungen in der kindlichen Entwicklung dürfen nicht einfach als Folge der elterlichen Auffälligkeiten gesehen werden, vielmehr muss auch der umgekehrte Beeinflussungsweg in Betracht gezogen werden. Das Kind reagiert nicht nur auf die belastenden familiären und sozialen Lebensumstände und ist somit kein passiver Empfänger dieser Einflüsse, wie z. B. Erziehungsschwierigkeiten oder eheliche Konflikte der Eltern. Die Auffälligkeiten ergeben sich vielmehr aus der Auseinandersetzung des Kindes mit den Belastungsfaktoren. Zu welchen Ergebnissen diese Auseinandersetzung führt, ist nicht nur abhängig von den familiären Belastungsfaktoren, sondern auch davon, was das Kind gewissermaßen „mitbringt“.

Wissenschaftliche Untersuchungen zeigen, dass Kinder, abhängig von ihren Temperamenten, unterschiedlich auf die psychische Störung ihrer Eltern reagieren. Wir wissen, dass Kinder mit einem „schwierigen Temperament“ – damit sind vor allem Kinder gemeint, die leicht ablenkbar und unruhiger sind, schnell gereizt reagieren und sich schlecht an neue Situationen anpassen können – empfänglicher für die familiären und sozialen Belastungen sind, die mit der elterlichen Erkrankung einhergehen. Dabei sind immer auch die Rückwirkungen auf die Eltern zu bedenken. So wird ein Kind mit einem „schwierigen Temperament“ die Erziehungsschwierigkeiten oder Streitigkeiten der Eltern untereinander verstärken, was wiederum die Eltern-Kind-Beziehung weiter belastet.

Neben den Temperamentseigenschaften sind vor allem auch das Alter und das Geschlecht als individuelle Faktoren der Kinder zu berücksichtigen. Es lässt sich zwar bei allen Kindern psychisch erkrankter Eltern, unabhängig von ihrem Alter, ein erhöhtes Risiko für Probleme und Störungen feststellen, allerdings stellen die frühe Kindheit und das Jugendalter Altersbereiche dar, in denen sich die Belastungen meist besonders einschneidend auf die Entwicklung der Kinder auswirken. Kinder in diesen Altersbereichen können sich weniger schützen, weil sie über keine ausreichende seelische Stabilität verfügen und vor allem im Jugendalter mit zahlreichen Anforderungen und Aufgaben konfrontiert sind. Dies macht jüngere Kinder und Jugendliche besonders verletzbar.

Außerdem konnten geschlechtsspezifische Unterschiede in den Reaktionen der Kinder auf die elterliche Krankheit gefunden werden. So kann beispielsweise davon ausgegangen werden, dass Töchter von Müttern, die z. B. unter einer Depression leiden, empfänglicher für die Entwicklung psychischer Störungen sind als Jungen. Offensichtlich spielt hierbei aber auch das Alter der Kinder eine wichtige Rolle. Es zeigt sich, dass Jungen im Schulalter und Mädchen in der Pubertät besonders anfällig für die Belastungen durch die elterliche Erkrankung sind.

Wiederum muss darauf hingewiesen werden, dass Temperamentseigenschaften, Alter und Geschlecht nicht nur bei einer psychischen Störung der Eltern, sondern auch beispielsweise bei Trennung und Scheidung das Erkrankungsrisiko der Kinder unterschiedlich beeinflussen.

2.4 Welche Rolle spielen soziale Faktoren?

Neben den familiären Lebensumständen und individuellen Faktoren beim Kind sind weitere Faktoren zu berücksichtigen, durch die die Auswirkungen der elterlichen Erkrankung auf die Entwicklung der Kinder mitbestimmt werden. Aus der Forschung wissen wir, dass soziale Belastungsfaktoren, wie finanzielle Probleme und Schulden, Armut und Arbeitslosigkeit sowie schwierige Wohnverhältnisse das Risiko für psychische Störungen bei den Kindern erhöhen (siehe Lenz, 2014). In Familien mit psychisch kranken Eltern sind solche Belastungsfaktoren häufig zu finden. Hinzu kommen die Belastungen durch Stigmatisierung und Diskriminierung aufgrund der psychischen Störung der Eltern sowie soziale Isolierung und mangelnde oder unangemessene Unterstützung im sozialen Umfeld durch Verwandte oder andere Bezugspersonen.

Die vorliegenden wissenschaftlichen Befunde sprechen ebenso dafür, dass neben den familiären und sozialen Lebensumständen auch die Art und der Verlauf der elterlichen Erkrankung recht unterschiedliche Auswirkungen auf die Entwicklung des Kindes haben können (siehe Plass & Wiegand-Grefe, 2012; Lenz, 2014). So ist das Risiko für Kinder selbst eine psychische Störung zu entwickeln, umso größer, je länger die Erkrankung der Eltern dauert, je häufiger Krankheitsphasen auftreten und je schwerer die elterliche Erkrankung ist.

3 Wie erleben die Kinder die Situation?

Was bedeutet es für Kinder, wenn die Mutter oder der Vater unter einer psychischen Störung leidet? Wie werden die alltäglichen und familiären Belastungen von Kindern und deren Eltern erlebt? Eine genauere Kenntnis der persönlichen Sicht der Kinder und des Ausmaßes ihrer Betroffenheit eröffnet ein differenziertes Verständnis dafür, wie und auf welchen Wegen die Belastungen zu psychischen Beeinträchtigungen und Störungen führen können.

Wie die Kinder ihre Situation wahrnehmen und welche Probleme dabei auftauchen können, wollen wir im Folgenden genauer beleuchten.

Desorientierung

Kinder sind sensible Beobachter ihrer erkrankten Eltern. Sie nehmen Veränderungen in den Handlungen, Verhaltensweisen und Gefühlsäußerungen ihrer Mutter oder ihres Vaters genau wahr. Auch besitzen sie feine Antennen dafür, ob die Mutter oder der Vater zum Beispiel immer unruhiger wird, schneller aufbrausend und ungeduldig reagiert oder viel schläft und oft weint, sich zurückzieht und auf Fragen nicht mehr antwortet, sich ängstlicher zeigt oder sich ihnen gegenüber überbesorgt verhält. Kinder registrieren genau, wenn etwa die Mutter die Hausarbeiten nicht mehr schafft, nicht mehr regelmäßig Essen kocht, die Wohnung immer unordentlicher wird oder sie morgens nicht mehr aufsteht und sie beispielsweise unversorgt, ohne Frühstück und Pausenbrot in die Schule schickt.

Die älteren Kinder versuchen meist, jegliche Form von Aufregung und Auseinandersetzung in der Familie zu vermeiden. Sie verhalten sich ruhig, reagieren vorsichtiger und vermeiden es möglichst, Forderungen zu stellen, um Mutter oder Vater nicht zusätzlich aufzuregen. Oftmals ziehen sie sich mehr auf ihr Zimmer zurück oder sagen Verabredungen ab und bleiben zu Hause. Jüngere Kinder reagieren dagegen auf solche Veränderungen häufig aggressiv und drücken auf diese Weise ihre Überforderung aus.

Zugleich stellen sich die betroffenen Kinder die Frage, warum sich Mutter oder Vater so verhalten. Kinder, die über Wissen bezüglich der Krankheit verfügen, sind in der Lage, das auffällige elterliche Verhalten als einen Ausdruck der psychischen Störung einzuordnen und zu verstehen. Wahrnehmungen der Kinder, die von ihnen nicht verstanden werden, weil Wissen über die Krankheit und die damit verbundenen Auffälligkeiten fehlt, lösen bei diesen Sorgen, Ängste und Verwirrung aus. Diese Gefühle schlagen bei den Kindern oftmals in Enttäuschung und Traurigkeit, aber auch in Wut auf den erkrankten Elternteil um.

Ent-Normalisierung des Familienlebens

Durch die psychische Störung eines Elternteils gerät das Familienleben durcheinander. Als genaue Beobachter nehmen die Kinder eine Verschlechterung des gesundheitlichen Zustandes des erkrankten Elternteils aufmerksam wahr. Nach einer Zeit eines stabilen und harmonischen Familienlebens bemerken sie, wie sich Mutter oder Vater verändern. Vertraute Gefühlsreaktionen, Verhaltensweisen und Handlungen scheinen allmählich hinter der Krankheit zu verschwinden. Die Belastungen der Kinder können sich noch weiter verstärken, wenn die Verschlechterung des Gesundheitszustandes mit Spannungen, Streitigkeiten und offenen Konflikten zwischen den Eltern einhergeht.

Wenn der erkrankte Elternteil die Mutter ist, übernehmen die Kinder oftmals Aufgaben im Haushalt oder in der Betreuung jüngerer Geschwister, um die Mutter zu unterstützen und zu entlasten. Auf diese Weise hoffen sie, einer Verschlechterung der Befindlichkeit der Mutter vorzubeugen oder diese ganz zu verhindern.

Besonders gravierende Veränderungen im Familienleben ergeben sich für die Kinder, wenn die Mutter in die Klinik kommt. Während der Zeit des Klinikaufenthaltes werden manche Kinder in einer anderen Familie untergebracht. Sie sind daher nicht nur gezwungen, sich auf den Verlust der Mutter einzustellen und mit den damit verbundenen Ängsten und Unsicherheiten fertig zu werden, sondern müssen sich darüber hinaus auf eine neue Umgebung, andere Personen sowie auf andere familiäre Regeln und Umgangsformen einstellen.

Nach der Entlassung aus der Klinik entwickelt sich in der Familie in aller Regel eine Atmosphäre der Vorsicht, der Rücksichtnahme und Schonung. Die Kinder versuchen aus Angst vor einem Rückfall, gegenüber dem kranken Elternteil möglichst jede Form zusätzlicher Belastungen zu vermeiden, und verzichten auf Kritik, Forderungen und stärkere Gefühlsäußerungen. Sie passen sich an die Tagesstruktur und die Ruhebedürfnisse des erkrankten Elternteils an und stellen die eigenen Bedürfnissen und Wünsche zurück.

Schuldgefühle

Schuldgefühle werden meist durch das mangelnde Wissen über psychische Störungen genährt. Wie durch Studien aufgezeigt werden konnte, stellen Kinder verschiedene Vermutungen über die Ursache der Erkrankung ihrer Mutter oder ihres Vaters an. Meist kreisen diese Vermutungen um die Vorstellung, dass Belastung und Überlastung die entscheidenden Faktoren bei der Entstehung bzw. bei dem erneuten Auftreten der psychischen Störung darstellen. Die Belastung und Überlastung der Mutter oder des Vaters werden von den Kindern mit einer persönlichen Schuldzuschreibung verknüpft. Sie fühlen sich als Mitverursacher der Erkrankung schuldig, weil sie und die Geschwister – obwohl sie die Belastungen wahrgenommen haben – die Mutter nicht bzw. nicht ausreichend unterstützt bzw. sich nicht in dem Ausmaß um sie gekümmert haben, wie es aus ihrer Sicht eigentlich notwendig gewesen wäre.

Bei Jugendlichen sind es oftmals die Abgrenzungs- und Distanzierungsschritte von der Familie und vom erkrankten Elternteil, die Schuldgefühle auslösen. Diese Schritte können sogar bis zu einer offenen aggressiven Ablehnung führen. In diesem Fall wird die Mutter oder der Vater oftmals als blöd, verrückt oder idiotisch bezeichnet und die Krankheit als Makel für die ganze Familie bewertet. Die teilweise vehementen Distanzierungs- und Fluchtversuche lösen wiederum in aller Regel ganz schnell Schuldgefühle gegenüber dem erkrankten Elternteil und Selbstvorwürfe aus, „ungerecht“ oder zu „ungeduldig“ gewesen zu sein.

Angst vor einer eigenen psychischen Erkrankung

Ältere Kinder und Jugendliche machen sich vielfältige Gedanken über die eigene Person, ihre Zukunft und die Gestaltung ihres eigenen Lebens. Sie setzen sich intensiv mit dem erkrankten Elternteil und den Auswirkungen der Krankheit auf das Familienleben und eventuell jüngere Geschwister auseinander. Trotz der teilweise vehementen Abgrenzungsschritte sind sie mit ihren Gefühlen und Gedanken dennoch eng mit dem erkrankten Elternteil und der Familie „verstrickt". Sie machen sich große Sorgen und beschäftigen sich oftmals mit der Frage, wie groß die Gefahr sein könnte, im späteren Leben ähnliche Probleme, wie die erkrankte Mutter oder der erkrankte Vater, zu entwickeln. Die Angst vor einer möglichen eigenen Erkrankung treibt viele ältere Kinder um. Der erkrankte Elternteil wird genau beobachtet. Ähnlichkeiten mit diesem werden als Bedrohung erlebt, wobei gleiche Gesten, Reaktionen oder Gedankengänge schnell als erste Anzeichen für eine eigene Erkrankung betrachtet werden. Die Kinder scheuen sich, entsprechende Fragen zu stellen sowie offen über Gefühle und Gedanken zu sprechen und bleiben daher mit ihren Vermutungen und Annahmen allein, wodurch sich die Ängste noch weiter vergrößern. Es zeigt sich, dass wenn Jugendliche nach krankheitsspezifischen Informationen im Internet suchen, diese meist nicht ausreichen, um die elterliche Krankheit zu verstehen und die eigenen Ängste zu reduzieren.

Tabuisierung und Kommunikationsverbot

In vielen Familien wird nicht offen über die Krankheit gesprochen. Es herrscht ein regelrechtes Schweigegebot, das auf Seiten der Eltern aus Schamgefühlen speist oder in der Angst begründet liegt, die Kinder zu sehr zu belasten und ihnen dadurch zu schaden. Häufig ist es der gesunde Elternteil, der dazu neigt, die Krankheit zu verschleiern. Er sucht eher nach Umschreibungen, indem er die Probleme beispielsweise als vorübergehend und zeitlich begrenzt oder als Reaktionen auf besondere Belastungen durch die Arbeit oder die Pflege der Oma – also aufgrund von „Stress" – darstellt. Möglicherweise steckt aber, neben der Angst den Kindern zu schaden, auch die Furcht dahinter, dass die Kinder den erkrankten Elternteil verachten oder sich von ihm vielleicht sogar zurückziehen könnten, wenn sie von der psychischen Störung erfahren würden.

Die familiären Schweigegebote richten sich aber auch nach außen. In vielen Familien herrscht ein Rede- bzw. Kommunikationsverbot, mit außenstehenden Personen über die psychische Störung und deren Auswirkungen auf das familiäre Zusammenleben zu sprechen. Die Eltern sprechen dieses Kommunikationsverbot mehr oder weniger offen aus, um die Kinder, die Familie und sich vor Abwertungen, Zurückweisungen und Ausgrenzungen zu schützen. Kinder machen in ihrem sozialen Umfeld immer wieder stigmatisierende Erfahrungen, wenn die Krankheit der Mutter oder des Vaters bekannt wird. Häufig müssen sie selbst im engen Freundeskreis entweder versteckt oder offen mit abwertenden Kommentaren und Bemerkungen über den kranken Elternteil rechnen. Sie fühlen sich dadurch verletzt, erniedrigt und ausgegrenzt und vermeiden möglichst, das Gespräch ausführlicher auf den erkrankten Elternteil oder die Familie zu bringen.

Durch das innerfamiliäre Schweigegebot und das Kommunikationsverbot nach außen gewinnt die psychische Störung den Charakter eines, von den Familienmitgliedern geteilten Geheimnisses, von dem die Außenwelt nichts oder zumindest nur wenig erfahren darf. Da das Thema auch in der Familie verschwiegen oder lediglich vorsichtig umschrieben wird, fehlen Kindern die geeigneten Worte, um die Erkrankung besprechbar zu machen.

Soziale Isolierung

Durch die Übernahme der innerfamiliären Schweigegebote und Kommunikationsverbote fehlen den Kindern Bezugspersonen. Sie wissen nicht, an wen sie sich wenden können und haben häufig niemanden, um über ihre Probleme zu sprechen. Manchmal werden selbst Beziehungsangebote von Personen aus dem nahen sozialen Umfeld nicht wahrgenommen, weil jedes Gespräch als Verrat am kranken Elternteil und an der ganzen Familie empfunden wird. Weil sie ihre Probleme und Anliegen nicht nach außen tragen wollen, lassen Kinder Gelegenheiten verstreichen, Verständnis und damit Entlastung zu finden. Durch das innerfamiliäre Schweigegebot verfügen die Kinder darüber hinaus oftmals auch nicht über die passenden Worte, sowohl den Zustand des erkrankten Elternteils als auch ihre Sorgen und Schwierigkeiten angemessen zu schildern.

Verantwortungsübernahme (Parentifizierung)

Kinder fühlen sich verantwortlich für die erkrankte Mutter oder den erkrankten Vater und die ganze Familie. Aus Sorge vor der Zukunft der Familie und aus Angst vor einer Verschlimmerung der Störung, bemühen sich die Kinder um Entlastung ihrer Eltern, indem sie Aufgaben in der Familie übernehmen. Sie kümmern sich beispielsweise im Haushalt um das Putzen, Kochen und Waschen, betreuen kleinere Geschwister oder unterstützen sie bei den Schularbeiten. Außerdem übernehmen sie Verantwortung bei der Medikamenteneinnahme und Strukturierung des Tagesablaufs des erkrankten Elternteils, indem sie zum Beispiel zu regelmäßigen Spaziergängen motivieren.

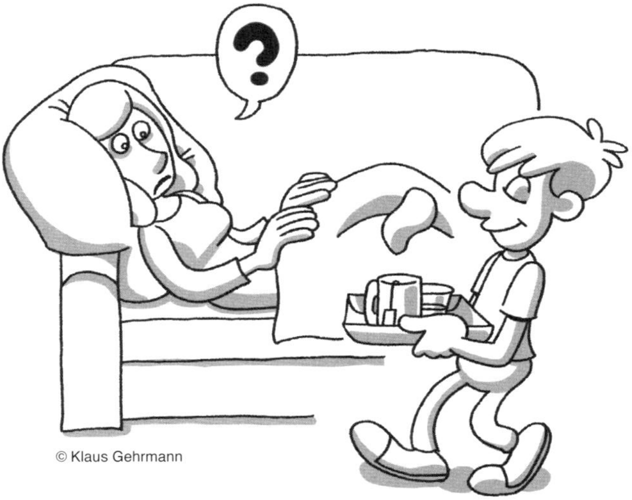

Durch die Übernahme von Aufgaben und elterlichen Funktionen in der Familie rutschen die Kinder leicht entweder in die Rolle eines Ersatzpartners, der dem erkrankten Elternteil Geborgenheit und Rückhalt vermittelt und unter Umständen, ungeachtet des Alters, bei wichtigen Entscheidungen zu Rate gezogen wird oder in eine Art „Sorgerolle“ zwischen die Eltern. In dieser Rolle werden die Kinder zu Friedensstiftern und Schiedsrichtern und tragen so dazu bei, dass die Ehe der Eltern weiter zusammenhält.

Merke:

Die Übernahme der Rolle eines Ersatzpartners für einen Elternteil und/ oder die Übernahme der „Sorgerolle“ zwischen den Eltern überfordert die Kinder besonders stark. Es besteht die Gefahr, dass sie ihre eigenen Bedürfnisse denen der Eltern bzw. eines Elternteils unterordnen, und zwar auf Kosten ihrer eigenen Entwicklung. Letztlich können sie den Erwartungen ihrer Eltern aber niemals genügen.

4 Wie erleben Eltern mit psychischen Störungen ihre Situation?

Für psychisch kranke Eltern, wie für psychisch gesunde Eltern ist das Elternsein mit Gefühlen, wie z. B. stolz und glücklich zu sein, und ebenso mit Erfahrungen verbunden, wie beispielsweise zu lieben und vom Kind geliebt zu werden, Nähe zu spüren, gebraucht zu werden, für jemanden sorgen zu können und verantwortlich zu sein. Studien konnten aufzeigen, dass Elternsein oftmals ausdrücklich mit einem Gefühl von Sinnhaftigkeit verknüpft wird. Damit ist gemeint, dass Elternschaft als eine Anforderung des Lebens eingeschätzt wird, die es wert ist, dass man Zeit und Energie investiert, sich einsetzt und sich verpflichtet fühlt. Die Versorgung, Betreuung und Förderung der Kinder wird trotz aller Lasten und Schwierigkeiten, die damit auch verbunden sind, vor allem als eine willkommene Herausforderung erlebt, der man gerne nachkommt, weil man durch das eigene Handeln etwas bewirken kann.

Nicht nur aus den Verpflichtungen, die aus der Verantwortung für Kinder erwachsen, sondern auch aus den regelmäßigen Kontakten und gemeinsamen Aktivitäten, die sich im Alltag, z. B. durch Kindergarten und Schule, ergeben, schöpfen erkrankte Eltern Kraft. Wenn es ihnen dann noch gelingt, Herausforderungen in der Kindererziehung zu meistern oder familiäre Belastungen zu reduzieren, stärkt dies das eigene Selbstwertgefühl und das Gefühl der Sinnhaftigkeit des eigenen Handelns. Für die Kinder entsteht dadurch ein familiärer Erfahrungsraum, der ihnen Gefühle von Sicherheit und Verlässlichkeit vermitteln kann.

In Krisen und akuten Krankheitsphasen kann es passieren, dass Eltern Unterstützung und Rückhalt bei ihren Kindern suchen. Die Kinder haben meist „feine Antennen“ entwickelt, um die gesundheitliche Verfassung der Mutter oder des Vaters umgehend wahrzunehmen und übernehmen dann Aufgaben im Haushalt oder die Rolle eines Gesprächspartners. Indem das Kind dem erkrankten Elternteil Rückhalt und Stütze bietet und in die Rolle eines Trösters, Versorgers und Gesprächspartners schlüpft, entsteht die Gefahr, dass das Kind seelisch überfordert wird (siehe hierzu auch den Abschnitt zur Verantwortungsübernahme im Kapitel 3).

Elternsein als Belastungsquelle

Vielen Eltern mit einer psychischen Störung ist bewusst, dass sie in ihrer Erziehungskompetenz generell oder zeitweise eingeschränkt sind. Sie nehmen wahr, dass sie ihren Kindern nicht die notwendige Aufmerksamkeit und emotionale Zuwendung geben können, dass sie Schwierigkeiten haben, sich durchzusetzen und Grenzen zu setzen sowie ihre Kinder ausreichend zu fördern und ermutigen zu können. In akuten Krankheitsphasen und Krisenzeiten taucht oftmals auch die Sorge auf, die Kinder zu vernachlässigen, körperlich zu misshandeln und zu verletzen. Insbesondere Eltern, die an einer Psychose (z. B. Schizophrenie) erkrankt sind, äußern die Angst, während eines psychotischen Schubs, die Kinder durch ihre bizarren Äußerungen und Verhaltensweisen zu ängstigen oder sogar eine Gefahr für sie darzustellen.

Eine besondere Belastung ist für erkrankte Eltern die Angst vor dem Verlust des Kindes durch Entzug des Sorgerechts. Diese Angst ist durchaus realistisch, wie wissenschaftliche Untersuchungen ergeben haben. Es zeigte sich, dass mindestens ein Drittel der ca. 6 000 jährlichen Sorgerechtsentzüge in Deutschland auf psychische Störungen der Eltern zurückzuführen sind (siehe Lenz, 2014). Die Angst, dass die Kinder weggenommen werden könnten, führt dazu, dass Eltern mit einer psychischen Störung gegenüber Hilfen für ihre Kinder reserviert und vorsichtig sind. Man kann davon ausgehen, dass aus Angst vor Verlust des Sorgerechts oder der Befürchtung, dass Maßnahmen für ihre Kinder gegen ihren Willen eingeleitet werden könnten, keine Hilfen gesucht werden. Zu den Verlustängsten kommen außerdem die Kränkungen und Vorbehalte hinzu, die durch die oftmals pauschale Infragestellung der Erziehungsfähigkeit psychisch kranker Menschen, sowohl auf Seiten der Experten, als auch auf Seiten der Medien, ausgelöst werden.

5 Was stärkt die Kinder?

Aus wissenschaftlichen Studien wissen wir, dass psychische Störungen der Eltern nicht notwendigerweise zu psychischen Störungen bei den Kindern führen müssen. Betrachtet man die Entwicklung der Kinder insgesamt, so zeigt sich, dass in etwa nur ein Drittel der Kinder von längerfristigen psychischen Störungen betroffen ist.

Was unterscheidet nun die Kinder psychisch kranker Eltern, die gesund bleiben oder lediglich vorübergehende Auffälligkeiten entwickeln, von den Kindern mit den länger andauernden Störungen? Was lässt die Kinder all die Belastungen besser überstehen? Was verhindert oder mildert die Entwicklung von Störungen bei Kindern psychisch erkrankter Eltern? Antworten auf die Frage, was sich hinter diesem Phänomen verbirgt, dass manche Kinder derart stark sind, mit Belastungen und Problemen fertig zu werden bzw. besser fertig zu werden als andere Kinder, eröffnen Eltern, Erziehern und allen anderen professionellen Helfern ganz neue Perspektiven.

In der Psychologie wird das Phänomen, dass sich Kinder trotz Belastungen und schwierigen Lebensbedingungen positiv und gesund entwickeln, mit dem Begriff „Resilienz" umschrieben. Man kann dabei auch von einer psychischen Widerstandsfähigkeit sprechen.

Merke: Resilienz

Resilienz ist eine Art seelischer Schutzschirm der Kinder gegenüber familiären und sozialen Belastungen und Risiken, der es widerstandsfähiger und robuster macht.

Resiliente bzw. widerstandsfähige Kinder sind aber keine „Super-Kids", an denen alle Belastungen abprallen. Sie haben vielmehr mit widrigen Lebensumständen leben gelernt, indem sie sich aktiv und produktiv damit auseinandersetzen. Resilienz ist auch keine feste oder sogar angeborene Persönlichkeitseigenschaft, die ein Kind besitzt oder nicht besitzt. Nach den heutigen wissenschaftlichen Erkenntnissen entwickelt sich die psychische Widerstandsfähigkeit durch das Zusammenwirken von Merkmalen des Kindes und Umweltfaktoren. Es spielen hier also neben Merkmalen, wie Temperamentseigenschaften des Kindes, auch andere Faktoren eine zentrale Rolle, wie etwa die Reaktionen und das Erziehungsverhalten der Eltern und anderer enger Bezugspersonen sowie die Förderung in Kindergarten und Schule.

Alle positiven und stabilisierenden Erfahrungen begünstigen dabei die Ausbildung einer ausgeprägten Resilienz beim Kind.

Merke:

Psychische Widerstandsfähigkeit ist eine Fähigkeit, die gefördert und gestärkt werden kann.

5.1 Wie sieht der seelische Schutzschirm aus?

In mehreren wissenschaftlichen Studien wurde der Frage nachgegangen, über welche persönlichen Fähigkeiten sowie familiären und sozialen Kräfte – in der Wissenschaft spricht man von Ressourcen – Kinder verfügen, die sich trotz Belastungen und Risiken psychisch gesund entwickeln oder lediglich kurzzeitig auffällig werden. Auf der Suche nach den Wurzeln dieser günstigen Entwicklungsverläufe wurden drei Gruppen von generellen Schutzfaktoren gefunden, die in belastenden Lebensumständen und bei Bedrohungen der kindlichen Entwicklung als Puffer wirken und das Risiko für Auffälligkeiten bzw. Störungen entscheidend reduzieren können:

- persönliche Schutzfaktoren des Kindes,
- familiäre Schutzfaktoren und
- soziale Schutzfaktoren.

5.2 Persönliche Schutzfaktoren des Kindes

Einen enormen Stellenwert besitzen die persönlichen Eigenschaften und Fähigkeiten, die Kinder im Umgang mit schwierigen und belastenden Lebensumständen einsetzen können. Im Folgenden sollen einige schützende Merkmale des Kindes, die in der Forschung konkret ermittelt werden konnten, genauer vorgestellt werden:

- *Ausgeglichenes Temperament.* Bereits im Säuglingsalter werden widerstandsfähige Kinder von ihren Bezugspersonen als aktiv, liebevoll und aufgeschlossen beschrieben. Sie können sich gut an neue Situationen anpassen und sind kontaktfreudiger, ausgeglichener und fröhlicher, als die weniger robusten und widerstandsfähigen Kinder.
- *Selbsthilfefertigkeiten.* Psychisch widerstandsfähige Kinder besitzen gut entwickelte Selbsthilfefertigkeiten. Sie versuchen selbst, Lösungen für ihre Probleme zu finden, können aber auch um Hilfe bitten, wenn sie al-

lein nicht mehr weiter wissen. Gegenüber neuen Erfahrungen zeigen sich resiliente Kinder offen und neugierig. Sie erkunden und entdecken ihre Umwelt aktiv.

- *Problemlöse- und Kommunikationsfähigkeiten sowie Selbstvertrauen und ein positives Selbstwertgefühl.* Resiliente Kinder verfügen im Alter von ca. zehn Jahren über gut entwickelte Problemlöse- und Kommunikationsfähigkeiten und zeichnen sich durch ausgeprägtes Selbstvertrauen und ein positives Selbstwertgefühl aus. Es zeigt sich, dass psychisch widerstandsfähige Kinder ihre Gefühle besser ausdrücken und Signale der anderen Personen besser verstehen können. Dadurch sind sie besser in der Lage, ihr Verhalten situationsangemessen auszurichten. Sie haben ein positives Bild von ihrer eigenen Person und schrecken auch vor schwierigen oder neuen Situationen nicht zurück, sondern sehen diese als Herausforderung.
- *Schulische Leistungsfähigkeit.* Resiliente Kinder sind in der Schule gut. Sie können sich konzentrieren und weisen ein überdurchschnittliches Maß an Ausdauervermögen auf. Die Folge sind gute Schulleistungen, die wiederum eine wirksame Quelle für Selbstbestätigung und Anerkennung darstellen.
- *Selbstwirksamkeitsüberzeugungen.* Damit ist die Überzeugung gemeint, durch eigenes Handeln tatsächlich etwas bewirken zu können, Probleme verändern oder bewegen zu können, das heißt sich in Situationen gewissermaßen als „wirksam" zu erleben. Wer positive Erwartungen in Bezug auf seine Selbstwirksamkeit besitzt, wird Zuversicht und Vertrauen in die eigenen Fähigkeiten aufbauen und diese auch auf neue Situationen und Probleme übertragen.
- *Hohe Sozialkompetenz.* Im Jugendalter zeichnen sich psychisch robuste Kinder zum einen durch eine hohe *soziale Kompetenz* und ein positives Selbstkonzept aus. Die Jugendlichen sind verantwortungsbewusst, selbstständig und verfügen über gute Problemlösestrategien, Selbstvertrauen in die eigenen Fähigkeiten und über optimistische und zuversichtliche Lebenseinstellungen. Zum anderen besitzen resiliente Jugendliche mehr Einfühlungsvermögen gegenüber anderen Menschen. Sie wissen, warum andere erfreut oder ärgerlich reagieren und können deren Gefühle und Verhaltensweisen nachvollziehen und verstehen.
- *Planungskompetenz.* Psychisch widerstandsfähige Jugendliche streben eigene, realistische Berufs- und Lebensziele an. Ausgehend von einer realistischen Einschätzung ihrer Erfahrungen und Möglichkeiten sind sie in der Lage, ihre Zukunft bewusst zu planen.

5.3 Familiäre Schutzfaktoren

Neben den persönlichen Merkmalen tragen schützende Bedingungen im Familienumfeld des Kindes entscheidend zur Entwicklung einer psychischen Widerstandsfähigkeit bei. Neue Studien deuten darauf hin, dass familiäre Schutzfaktoren in der Lage sind, die Widerstandsfähigkeit der Kinder in besonderer Weise zu stärken. Vermutlich bilden sie die Wurzel, aus der sich die Resilienz bei Kindern speist. Kinder, die ein positives, emotional warmes Familienklima sowie einen stabilen familiären Zusammenhalt erleben, können mit Belastungen und Problemen besonders gut umgehen. Solche Kinder verfügen offenbar über einen starken Schutzschirm, der sie widerstandsfähiger und krisenfester macht. Ein positives Klima und ein guter Zusammenhalt in der Familie bieten Rückhalt und Sicherheit, sodass die Kinder scheinbar nichts aus der Bahn werfen kann.

Zentrale familiäre Schutzfaktoren sind:

- *Sichere Bindung.* Psychisch robuste Kinder haben eine stabile und emotional sichere Bindung zu mindestens einer Bezugsperson, die eine fürsorgliche Betreuung bietet sowie altersgemäße Anregungen und Förderung vermittelt.
- *Positives Erziehungsklima.* In engem Zusammenhang mit der Bindung an Bezugspersonen stehen die Merkmale des Erziehungsklimas. In Familien von resilienten Kindern wird häufiger etwas Gemeinsames mit der Familie unternommen. Das emotionale Klima ist in diesen Familien herzlich und durch elterliche Wärme geprägt. Zugleich bestehen jedoch klare Regeln für das Verhalten und das soziale Miteinander in der Familie. Die Erziehung ist angemessen fordernd und kontrollierend: Kinder übernehmen entsprechend ihres Alters Verantwortung in der Familie.

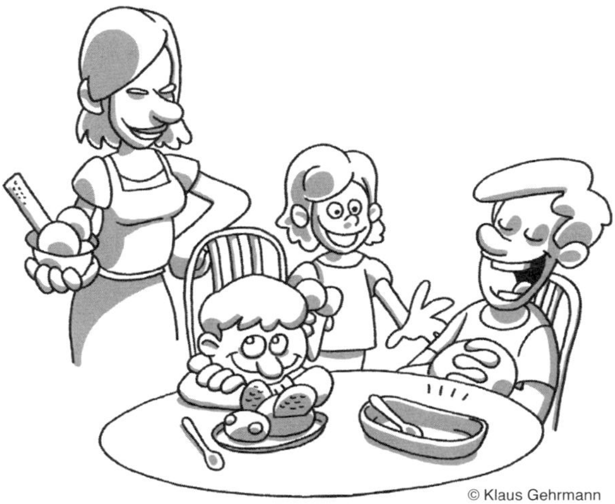

- *Gute Paarbeziehung.* Wie die Eltern miteinander umgehen, wie sie miteinander sprechen, wie sie Konflikte und Probleme lösen, prägt die familiäre Atmosphäre entscheidend. Wenn Kinder erleben, dass die Eltern offen und wertschätzend über Gefühle und Probleme sprechen, gemeinsam nach Lösungen und Auswegen suchen, sich gegenseitig unterstützen sowie sich respektvoll und liebevoll begegnen, vermittelt ihnen dies Sicherheit und Geborgenheit.
- *Zusammengehörigkeitsgefühl.* Psychisch widerstandsfähige Familien legen Wert auf ein Zusammengehörigkeitsgefühl und sehen in der Bewältigung der belastenden Lebensumstände eine gemeinsame Herausforderung. In diesen Familien überwiegt die Überzeugung, dass die Probleme am besten dann überwunden werden können, wenn die Familienmitglieder zusammenstehen und gemeinsam versuchen, Lösungen oder Wege aus der Krise zu finden. Eine optimistische Grundhaltung innerhalb der Familie legt außerdem Energien frei und motiviert zu Anstrengungen, sich mit widrigen Lebensumständen auseinanderzusetzen.
- *Flexibilität und Verbundenheit.* Eine resiliente Familie kann sich auf unterschiedliche Weise organisieren und auf verschiedene Situationen einstellen, um mit den Herausforderungen und Belastungen, mit denen sie konfrontiert ist, angemessen fertig zu werden. Mit den Begriffen *Flexibilität* und *Verbundenheit* werden diese Merkmale familiärer Widerstandsfähigkeit bezeichnet. Flexibilität bezeichnet die Fähigkeit, sich veränderten bzw. wechselnden Situationen rasch anzupassen. Verbundenheit meint die gefühlsmäßige Bindung untereinander und das Gefühl der inneren Verpflichtungen, sich bei Belastungen und Problemen gegenseitig zu stützen und die Krise gemeinsam durchzustehen.

5.4 Soziale Schutzfaktoren

Das Vorhandensein und die Nutzung sozialer Unterstützung durch Personen außerhalb der engeren Familie, wie z. B. Verwandte, Lehrer, Erzieher und Freunde, tragen ebenfalls wesentlich zur psychischen Widerstandsfähigkeit bei.

Folgende soziale Schutzfaktoren erweisen sich als besonders bedeutsam:

- *Soziale und emotionale Unterstützung.* Resiliente Kinder haben fürsorgliche und zuverlässige erwachsene Bezugspersonen außerhalb der engeren Familie, die Vertrauen fördern, Sicherheit vermitteln und als positive Vorbilder dienen (z. B. Erzieher und Lehrer). Vertraute außerfamiliäre Bezugspersonen bilden ein Schutzschild gegenüber Belastungen. Sie vermitteln Geborgenheit, Rückhalt und Rat, sie können trösten und zuhören, Mut zusprechen oder auch direkt helfen.

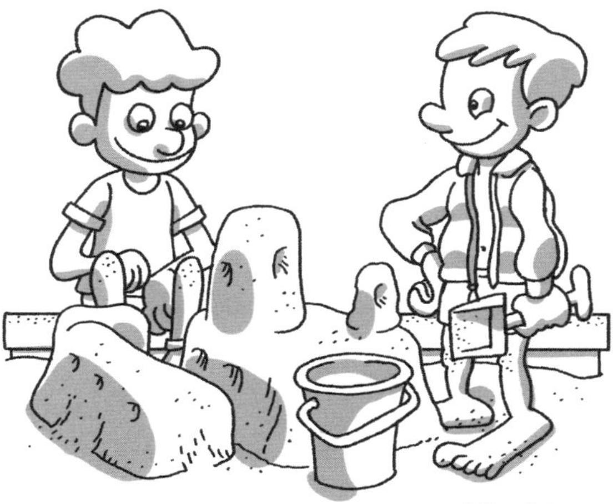

© Klaus Gehrmann

- *Unterstützende und anregende Freundschaftsbeziehungen.* Kinder erleben durch den Kontakt zu Freunden Ablenkung von schwierigen Situationen. Sie erfahren dadurch Normalität, Spaß und Ungezwungenheit. Das soziale Spiel mit Gleichaltrigen bietet ein wichtiges Lernfeld, da sich die Kinder vom Alltag lösen und ihre Gefühle ausdrücken können. In den Freundschaftsbeziehungen erwerben sie außerdem wichtige soziale Kompetenzen: zu teilen, sich gegenseitig zu helfen und sich in den anderen hineinzuversetzen.
- *Positive Erfahrungen in der Schule und Integration in der Freizeit.* Die Schule kann als ein Ort der Anerkennung, Zuwendung, Bestätigung und der Einbindung in ein Freundschaftsnetzwerk erlebt werden. Gerade in schwierigen Lebenssituationen kann dieser Ort für Kinder als eine Nische oder Insel dienen, der Ausgleich und Ablenkung vermittelt. Ähnlich wirksame Unterstützungssysteme können Freizeitgruppen, Sportvereine oder Kirchengemeinden sein. Durch gemeinsame Aktivitäten und das Teilen gemeinsamer Ideen und Interessen wird ein Zusammenhalt mit Gleichaltrigen geschaffen, der Erholung, Abwechslung und Ablenkung schafft sowie auch ein Gefühl von Bestätigung und Anerkennung für die Kinder ermöglicht.

5.5 Spezifische Schutzfaktoren für Kinder psychisch kranker Eltern

Resiliente Kinder von Eltern mit einer psychischen Störung verfügen, neben den generellen Schutzfaktoren, zusätzlich über besondere Schutzfaktoren, die sie gegenüber Belastungen stärken:

- *Krankheitswissen und Krankheitsverstehen.* Das Wissen um die Krankheit der Eltern und Informationen über den Krankheitsverlauf und die Behandlung stellen für die Kinder psychisch erkrankter Eltern einen ganz besonderen Schutzfaktor dar. Es geht hierbei nicht um eine bloße Vermittlung von Wissen über die Krankheit, die Symptome oder die Diagnose und Behandlung, sondern um eine altersgemäße Aufklärung des einzelnen Kindes, welche ein Krankheitsverstehen ermöglicht. Schutz und Widerstandsfähigkeit bietet also nicht ein „abstraktes" Krankheitswissen, sondern ein Verständnis für die elterlichen Verhaltensweisen, für die Auswirkungen der Krankheit auf die Familie und die Belastungen, die sich für den Alltag ergeben können. Wissensvermittlung erfolgt hier immer mit dem Ziel, das Verständnis der Kinder für die Krankheit zu verbessern. Anknüpfungspunkte sollten dabei die Fragen, Sorgen und Ängste der Kinder sein. Diese können von Kind zu Kind sehr unterschiedlich ausfallen und werden sich mit Verlauf der Krankheit und Behandlung auch verändern. So lässt sich beispielsweise häufig beobachten, dass die Fragen und Sorgen der Kinder in einer akuten Krankheitsphase, die beispielsweise mit einer Klinikeinweisung einhergeht, anders gelagert sind, als nach dem Klinikaufenthalt, wenn sich der Gesundheitszustand des erkranken Elternteils wieder stabilisiert hat. Ein Kind, das die Störung zum ersten Mal erlebt, hat andere Fragen als Kinder, die bereits mehrmalige Krankheitsphasen mitbekommen haben. Krankheitswissen und Krankheitsverstehen vermitteln den Kindern Hoffnung, Mut und Zuversicht für die Zukunft. Es befähigt sie, die familiäre Situation besser einordnen und einschätzen zu können und daraus wieder mehr Kraft für ihr eigenes Leben zu schöpfen.
- *Umgang mit der Krankheit in der Familie.* Ein offener und aktiver Umgang der Eltern mit der Störung stellt einen weiteren besonderen Schutzfaktor für die Kinder dar. Kinder beobachten sehr genau, wie innerhalb der Familie mit der elterlichen Erkrankung umgegangen wird: Sprechen Mama und Papa über die Krankheit? Sprechen sie auch mit den Kindern und anderen Personen darüber? Wie reagieren sie, wenn sich die Krankheit verschlimmert? Wirken sie dann eher hoffnungslos, resignieren sie oder versuchen sie, etwas an der Situation zu verändern? Suchen sie nach Hilfe und Unterstützung oder ziehen sie sich eher zurück? Dies alles spüren die Kinder und richten ihr Verhalten darauf aus. Wie die Eltern und andere Bezugspersonen aus der Familie mit der Störung umgehen, wirkt sich entscheidend auf den Umgang der Kinder mit der Erkrankung aus, da sie die Verhaltensweisen und Konfliktlösungen der Eltern oftmals

übernehmen. Wenn die Eltern einen guten und angemessenen Umgang mit der Situation vorleben, helfen sie den Kindern, sich in dem oft schwierigen Alltag zurechtzufinden und die Belastungen verarbeiten zu können. Zugleich wird durch einen offenen und aktiven Umgang Hoffnung und Zuversicht vermittelt. Zu einem guten und angemessenen Umgang mit der Erkrankung gehören:

- die Einsicht und Akzeptanz des betroffenen Elternteils, erkrankt zu sein;
- keine Verleugnung, aber auch keine Überbewertung der Krankheit;
- offene Gespräche zwischen den Eltern über die Krankheit;
- offene Gespräche über die Krankheit mit den Kindern und das stetige Angebot, Fragen stellen zu können;
- Offenheit gegenüber außenstehenden Vertrauenspersonen, wodurch die Suche nach Hilfe und Unterstützung erleichtert und damit Entlastung ermöglicht wird.

Merke:

Ein psychisch widerstandsfähiges Kind von Eltern, die an einer psychischen Störung leiden, weiß,

- was mit seiner erkrankten Mutter/mit seinem erkrankten Vater los ist;
- was sich für es selbst und die Geschwister durch die Störung ändert;
- dass in der Familie offen über die Störung gesprochen werden kann;
- dass vertraute Bezugspersonen, wie z. B. Oma, Opa, Onkel oder Tante, Bescheid wissen;
- dass es sich an diese vertrauten Bezugspersonen wenden darf.

6 Was können Eltern tun?

Das Wissen über die psychische Widerstandsfähigkeit und die Wirkung von Schutzfaktoren macht Mut. Es führt uns vor Augen, dass sich Kinder von Eltern mit einer psychischen Störung trotz belastender Lebensumstände und Problemen zu selbstsicheren, kompetenten und leistungsfähigen Persönlichkeiten entwickeln können, wenn sie schützende Bedingungen in der Familie und in ihrem unmittelbaren sozialen Umfeld erfahren. Resiliente Kinder verfügen über Fähigkeiten, Potenziale und Ressourcen, die es ihnen ermöglichen, mit den Belastungen erfolgreich umzugehen und auftauchende Probleme zu lösen. Darüber hinaus können sie durch die Bewältigung der Probleme wiederum neue Fähigkeiten und Fertigkeiten entwickeln und die vorhandenen weiter stärken. Durch den Zuwachs an Fähigkeiten und Fertigkeiten eröffnen sich neue Chancen für das seelische Wachstum der Kinder und für eine eigene altersgemäße Lebensgestaltung.

Wie kann Resilienz bei Kindern konkret gefördert werden? Was können Sie als Eltern tun, um Ihr Kind zu stärken?

6.1 Vermitteln Sie Ihrem Kind Nähe und gefühlsmäßige Sicherheit

Wir Menschen haben das angeborene Bedürfnis in Situationen, die uns verunsichern, belasten oder Angst machen, Nähe, Schutz, Zuwendung und Rückhalt sowie Unterstützung bei einer vertrauten Person zu suchen. Dieses Bedürfnis nach Nähe zu Bezugspersonen bei Belastung, Trennung oder Gefahr setzt gleich nach der Geburt ein und bleibt während unseres ganzen Lebens bestehen.

Die Bindung eines Kindes an Bezugspersonen ist nicht von vornherein gegeben, sondern entwickelt sich Schritt für Schritt durch die alltäglichen Interaktionen im Laufe des 1. Lebensjahres. Bis etwa zum 3. Lebensjahr entsteht eine stabile und belastbare Bindung. Doch wie entsteht eine sichere Bindung?

Eine sichere Bindung entwickelt sich durch feinfühliges Verhalten der Bezugspersonen. Jedes Kind hat von Anfang an den Impuls, mit seiner Umwelt in Kontakt zu treten und teilt seine Bedürfnisse durch Signale an diese mit. Damit es zufrieden gestellt ist und eine sichere Bindung an seine Bezugspersonen (z. B. Mutter und Vater) entwickeln kann, müssen diese die Signale erkennen und verstehen lernen sowie prompt und an die Situation und den Zustand des Kindes angemessen auf die Signale reagieren. Dieses Verhalten der Eltern gegenüber dem Kind bestimmt normalerweise von Geburt an die Eltern-Kind-Beziehung. In der Psychologie spricht man von elterlicher Feinfühligkeit und vom intuitiven Elternverhalten. Damit soll zum Ausdruck gebracht werden, dass dieses Verhalten von den Eltern nicht bewusst erlernt worden ist, sondern spontan eingesetzt wird.

Merke:

Psychische Störungen können die elterliche Feinfühligkeit zumindest zeitweise behindern. Trotz aller Bemühungen fällt es Eltern mit einer psychischen Störung aufgrund der seelischen Verfassung und der Probleme manchmal schwer, die Signale ihrer Kinder zu erkennen und richtig zu verstehen, insbesondere dann, wenn diese sich sprachlich noch nicht entsprechend äußern können.

Was brauchen Kinder, um eine sichere Bindung an Mutter und Vater aufbauen zu können? Um prompt und der Situation und dem Zustand des Kindes angemessen auf diese Signale reagieren zu können, kann es hilfreich sein, sich wieder bewusst zu machen, welche Bedürfnisse Kinder in den ersten drei Lebensjahren haben:

- *Kinder brauchen Nähe, Zuwendung und Körperkontakt:* Neben der gefühlsmäßigen Zuwendung, das Gefühl gemocht und geschätzt zu werden, stellt auch die Zuwendung über die Haut, der Körperkontakt, ein weiteres elementares Bedürfnis dar.
- *Kinder brauchen Blickkontakt:* Es ist wichtig, dass Kinder in den ersten Monaten Mutter und Vater ins Gesicht sehen können, um deren Gesichtsausdruck und Gesichtsbewegungen beobachten zu können. Schon nach 8 bis 12 Wochen sind Kinder in der Lage, ein Lächeln zu erwidern und soziale Kontakte zu knüpfen, indem sie Blickkontakt zu andern Menschen aufnehmen und schauen.
- *Kinder brauchen ein Echo auf ihre Lautäußerungen:* Durch das Echo erfährt das Kind, dass es im Kontakt mit den Bezugspersonen ist, es macht damit erste Kommunikationserfahrungen und lernt die Grundlage für den Aufbau von Beziehungen und Kontakten. Die Erfahrung, eine Reaktion bei den Eltern auslösen zu können, fördert das Selbstbewusstsein und die Selbstwirksamkeit des Kindes.

- *Kinder brauchen Impulse zur Eigenaktivität:* Kinder benötigen die Gelegenheit, eigene Fähigkeiten ausprobieren zu können. Wichtige Mittel hierfür sind Spielsachen, also z. B. Kuscheltiere, Rasseln und andere klangerzeugende Instrumente, Bauklötze, Würfel, Puppen und Spielfahrzeuge.

Das Schreien des Kindes, das sich sprachlich noch nicht mitteilen kann, stellt für alle Eltern eine besondere Belastung dar. Psychische Störungen sind oftmals mit einer höheren Empfindsamkeit und „Dünnhäutigkeit" verbunden, die die Fähigkeit schreiende Kinder zu beruhigen, einschränken können. Als besonders wirksame Beruhigungstechniken haben sich

- Ablenken und Umlenken der Aufmerksamkeit (z. B. durch Fingerspiele, Spielzeug oder Bilderbücher),
- Singen oder Veränderung der Stimme, Körperkontakt (z. B. Kind hochnehmen, Streicheln, an den Körper drücken),
- langsame Körperbewegungen, Schaukeln, Tragen, Wiegen, Schnuller anbieten,
- etwas zu trinken geben,
- Raum abdunkeln, Ruhe schaffen

erwiesen.

Wichtig ist es darüber hinaus, mit dem Kind von Geburt an zu sprechen, obwohl ein Säugling natürlich die Bedeutung der Worte noch nicht versteht. Durch die Worte der Mutter und des Vaters lernt das Kind die Welt – Personen, Gegenstände, Handlungen und Situationen – kennen. Es lernt dadurch zwischen sich und der es umgebenden Welt zu unterscheiden und Handlungsabläufe besser zu verstehen. Es kann dadurch die Regelmäßigkeiten von Handlungsabläufen, wie z. B. Anziehen und Ausziehen, Baden, ins Bett gebracht werden, besser erkennen und einschätzen. Durch die Kommunikation entwickelt das Kind ein Gefühl für Sprache.

6.2 Vermitteln Sie Ihrem Kind gefühlsmäßige Sicherheit und Rückhalt durch Lob und Anerkennung

Mit zunehmendem Alter verstehen die Kinder die Bedeutung von Worten immer besser. Lob, Anerkennung und Wertschätzung gewinnen daher einen immer höheren Stellenwert in der Beziehung zwischen Eltern und Kindern. Sie bilden Merkmale feinfühligen Verhaltens, die nicht nur in der Kindheit, sondern in unserem ganzen Leben wichtig sind.

Es sind häufig nicht die großen Dinge, sondern die kleinen Ereignisse und scheinbar nebensächlichen Gesten, die Kinder als wertschätzend erleben. Eigentlich ist es gar nicht notwendig, sie alle aufzuzählen, denn die meisten Eltern kennen die für ihre Kinder so wichtigen Mitteilungen. Durch die Sorgen und Nöte in Verbindung mit der Erkrankung geht aber der Blick dafür manchmal verloren. Einige Beispiele sollen daher genannt werden:

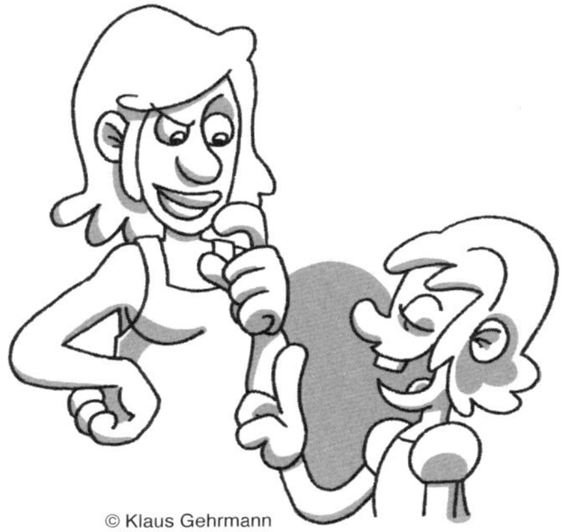

© Klaus Gehrmann

- Heben Sie auch kleine Erfolge hervor und stellen Sie Missgeschicke als Gelegenheit dar, aus denen Ihr Kind etwas lernen kann.
- Nehmen Sie die Meinung Ihres Kindes ernst, auch wenn Sie selbst anderer Auffassung sind.
- Lassen Sie Ihr Kind an Entscheidungen in der Familie teilhaben, z. B. bei der Gestaltung des Gartens oder bei der Auswahl des Ausflugsorts am Wochenende.

Merke:

Durch Lob, Anerkennung und Wertschätzung wird das seelische Wachstum und Selbstbewusstsein Ihres Kindes gefördert. Selbstbewusste Kinder besitzen eine Reihe von Fähigkeiten, die Vertrauen, Selbstvertrauen, innere Sicherheit und Stärke geben, aber auch Mut und Zuversicht vermitteln, Probleme lösen zu können und somit mit einer hohen Selbstwirksamkeit verbunden sind. Kinder, die Vertrauen in ihre eigenen Stärken und Fähigkeiten besitzen, sind überzeugt, ihre Ziele erreichen und Einfluss auf ihre Umwelt nehmen zu können.

6.3 Unterstützen Sie Ihr Kind bei der Bewältigung seiner Probleme

Wie alle Kinder haben auch Kinder von Eltern, die an einer psychischen Störung leiden, verschiedene Probleme in ihrem Alltag, also in der Familie, in der Schule und in der Freizeit. In der Familie kommt es zu Spannungen und Problemen, weil z. B. das Zimmer nicht aufgeräumt ist oder weil die Hausaufgaben noch nicht gemacht sind. Es kommt zu Streit mit einem Geschwisterteil, weil es ohne zu fragen Spielzeug oder eine Musik-CD aus dem Zimmer genommen hat. In der Schule kommt es zu Spannungen und Problemen, weil man z. B. von Klassenkameraden als Lügner verdächtigt wird, sich beim Direktor wegen einer Rangelei auf dem Pausenhof melden muss oder wegen einer schlechten Note von der Klasse ausgelacht wird. In der Freizeit kommt es zu Spannungen und Problemen, weil man z. B. beim Fußball auf dem Bolzplatz nicht mehr mitspielen darf oder nicht zur Geburtsparty eingeladen wird.

Diese alltäglichen Probleme und Spannungen, die alle Kinder in unterschiedlichen Ausprägungen in ihrem Alltag immer wieder erleben werden, sind bei den Kindern psychisch kranker Eltern noch zusätzlich von den Belastungen überlagert, die mit der Erkrankung der Eltern verbunden sind. Die Kinder machen sich Sorgen um die Eltern, sie übernehmen Verantwortung in der Familie und bemühen sich um Entlastung für die Eltern, indem sie Aufgaben übernehmen oder es belasten sie die Ängste vor einer eigenen Erkrankung, die Isolation und das familiäre Schweigegebot. Oftmals sind es auch Schuldgefühle oder die Vorurteile gegenüber der psychischen Störung des Elternteils, auf die Kinder in ihrem Umfeld immer wieder stoßen, die besonders belastend auf sie wirken.

Diese zusätzlichen Belastungserfahrungen stören das bei Kindern mit psychisch gesunden Eltern üblicherweise zu beobachtende Wechselspiel von Belastung und Entspannung. Bei Kindern mit psychisch gesunden Eltern wird beispielsweise selbst ein heftiger Streit mit der Freundin oder ein Problem in der Schule durch Erfolgserlebnisse beim Sport oder einen Familienausflug am Wochenende abgemildert. Der Ärger und die Enttäuschungen verlieren so allmählich ihre Intensität und das Belastungsempfinden verschwindet.

Kindern psychisch kranker Eltern gelingt diese Entspannung oftmals nicht. Sie können nicht „abschalten“. Selbst schöne Erfahrungen und gemeinsame Familienaktivitäten bringen die Belastungen nicht zum Verschwinden. Die Sorgen, Ängste und Schuldgefühle oder die Last der Verantwortungsübernahme führen zu einer ständigen Anspannung und fortwährenden seelischen Beanspruchung des Kindes. Eine plötzlich auftretende zusätzliche Belastung, ausgelöst z. B. durch eine akute Verschlechterung des Gesundheitszustandes der erkrankten Mutter oder durch einen heftigen Streit mit Klassenkameraden oder durch eine andere kränkende Erfahrung, kann so zu einer emotionalen Destabilisierung und völligen Überforderung des Kindes führen.

Wie können Sie Ihrem Kind bei der Problembewältigung helfen? Was ist zu tun? Wenn es den Kindern von Eltern mit einer psychischen Störung gelingt, mit ihren Schwierigkeiten und Problemen besser umzugehen, verschaffen sie sich Entlastung und stärken zugleich ihr Selbstwertgefühl. Sie erleben dadurch, dass sie den Problemen nicht hilflos ausgeliefert sind, sondern, dass es es wert ist, Energie und Kraft in diese Probleme zu investieren. Sie gewinnen wieder Zuversicht, etwas bewirken und verändern zu können. Wir wissen, dass Kinder psychisch gesunder Eltern häufiger über die Fähigkeit verfügen, Probleme gut lösen zu können und Belastungssituationen besser verarbeiten als Kinder psychisch erkrankter Eltern. Sie sind zumeist „gute Problemlöser".

Was zeichnet „gute Problemlöser" aus? „Gute Problemlöser" unterscheiden sich von „schlechten Problemlösern" dadurch, dass sie sich bei Problemen mehrere Lösungen vorstellen können, von denen sie die für das Problem am besten geeignete Lösung auswählen und einsetzen. Darüber hinaus erkennen sie auch, aus welchen Gründen sich beispielsweise andere Menschen so verhalten, wie sie sich verhalten und welche Auswirkungen das eigene Verhalten auf andere Menschen hat.

Was können Sie tun, damit Ihr Kind ein besserer „Problemlöser" wird?

- Ermutigen Sie Ihr Kind, sich für das Problem so viele Lösungen wie möglich „laut" auszudenken. Das Kind soll alle Ideen und Vorschläge nennen, die ihm in den Kopf kommen, ohne Bewertungen vorzunehmen oder zu überlegen, ob sie machbar und wie sie umsetzbar sind.
- Ermuntern Sie Ihr Kind, sich Gedanken über mögliche Konsequenzen seiner Lösungsvorschläge zu machen. *Was wird passieren, wenn du das tust? Wie werden andere darauf reagieren? Wie wirst du dich dabei fühlen?* Mit diesen Fragen wird das Kind angeleitet, Konsequenzen der Lösungsideen abzuschätzen.
- Nachdem die verschiedenen Möglichkeiten mit Ihrer Hilfe abgeschätzt wurden und die beste Lösung gefunden wurde, geht es nun darum, diese in die Tat umzusetzen. Unterstützen Sie Ihr Kind bei der Umsetzung dieses Schrittes.

Die einzelnen Lösungsschritte sollten immer sofort überprüft werden. Gemeinsam sollten Sie mit dem Kind überlegen, ob die gesteckten Ziele erreicht wurden. Eventuell stellt sich heraus, dass die Ziele kleiner gesteckt werden oder sogar andere Lösungsmöglichkeiten überlegt werden sollten.

6.4 Ermöglichen Sie Ihrem Kind Kontakte zu anderen Personen

Eine zuverlässige und vertrauensvolle Bezugsperson könnte für Ihr Kind, insbesondere in ausgeprägten Belastungs- und Krisenzeiten, wie sie beispielsweise eine Krankheitsphase oder ein Klinikaufenthalt darstellen, zu einem hilfreichen Schutzschirm werden. Eine solche Person könnte Ihr Kind begleiten und im Leben des Kindes zu einem verständnisvollen Ansprechpartner werden, der Schutz und Sicherheit bietet und die Suche nach Problemlösungen unterstützt, wenn Sie wegen der Erkrankung nicht ausreichend Kraft dazu haben.

Kindern psychisch kranker Eltern fehlen oft positive und stabile Beziehungen und Kontakte, die ein sogenanntes soziales Immunsystem bilden könnten. Sie haben niemanden außerhalb der Familie mit dem sie über ihre Probleme sprechen und mit dem sie etwas unternehmen können.

Warum sich Kinder von Eltern mit einer psychischen Störung häufig allein gelassen fühlen und keine Vertrauenspersonen außerhalb der Familie haben, kann verschiedene Gründe haben. Diese hängen aber meist eng mit einem „Schweigegebot" in der Familie zusammen, das von den Eltern nicht unbedingt direkt zum Ausdruck gebracht wird:

- Wenn in der Familie nicht offen über die Krankheit gesprochen wird, gewinnt dieses Thema schnell den Status eines Geheimnisses und Geheimnisse dürfen nicht weiter erzählt oder nach außen getragen werden. So lautet die indirekte Botschaft der Eltern. Kinder haben sehr feine Antennen für diese indirekten Botschaften und empfinden ihren Eltern gegenüber ein tiefgreifendes Gefühl der Verpflichtung und Gebundenheit.
- Durch das Schweigegebot innerhalb der Familie fehlt den Kindern oftmals die Vertrautheit, ihre Sorgen über die Erkrankung der Eltern Bezugspersonen und Vertrauenspersonen in angemessen Worten schildern zu können.
- Durch das Schweigegebot versuchen Eltern ihre Kinder vor möglichen Vorbehalten und Stigmatisierungen sowie Ablehnung und Ausgrenzungen im Umfeld, z. B. in der Schule und in der Nachbarschaft, zu schützen.

Kinder sind oftmals hin und her gerissen. Sie glauben einerseits, dass sie ihre Eltern verraten würden, wenn sie das „Schweigegebot“ in der Familie auflösen und sich einer zuverlässigen Person außerhalb der Familie anvertrauen. Andererseits spüren sie ein großes Bedürfnis, mit jemandem über Sorgen und Probleme sprechen zu können.

Sprechen Sie mit Ihrem Kind darüber. Vermitteln Sie ihm das Verständnis für das Bedürfnis nach einer Vertrauensperson und nach Kontakten zu Gleichaltrigen. Ermutigen Sie Ihr Kind auf andere Menschen zuzugehen. Erst dann wird es ohne Schuldgefühle oder Gefühle des Verrats an den Eltern einen solchen Schritt gehen. Das Kind braucht Ihre „innere“ Erlaubnis dazu, dass es für Sie in Ordnung ist, wenn es sich in der Freizeit mit Schulkameraden verabredet, regelmäßig zum Sportverein geht und etwas unternimmt, Großeltern besucht oder mit Onkeln und Tanten einen Ausflug oder Stadtbummel macht.

Ihr Kind braucht eine Vertrauensperson in Krisenzeiten. Aus der Forschung zur psychischen Widerstandsfähigkeit wissen wir, dass eine vertrauensvolle Beziehung zu einer erwachsenen Person außerhalb der Familie einen wichtigen Schutzfaktor für Kinder darstellt. Eine Person aus der Verwandtschaft, aus dem Freundeskreis oder ein Lehrer oder Erzieher können eine wichtige Quelle der Unterstützung und des Rückhaltes für die Kinder bieten.

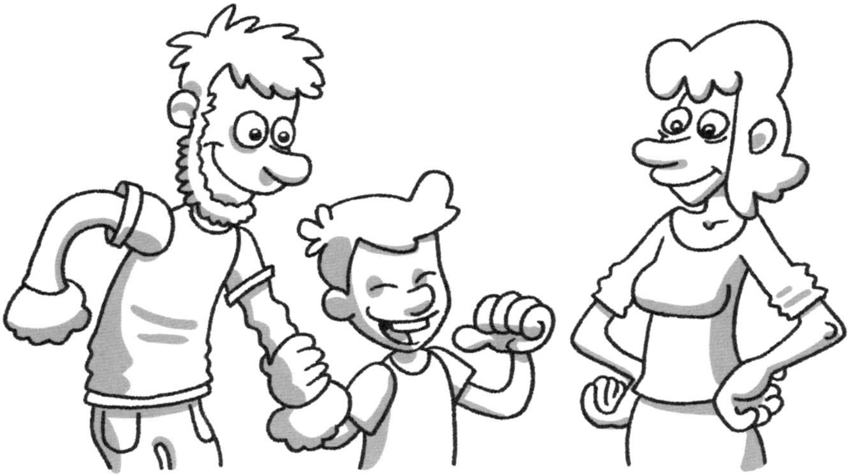

Es hat sich als hilfreich erwiesen, wenn eine Bezugsperson aus dem sozialen Umfeld die Aufgabe einer „Patin“ oder eines „Paten“ übernimmt. Eine Patin oder ein Pate ist eine Person, zu der sowohl Ihr Kind, als auch Sie selbst Vertrauen haben und die vor allem kurzfristig verlässliche Hilfe und Unterstützung bieten kann, z. B. wenn sich der Gesundheitszustand plötzlich verschlechtert oder sogar ein Klinikaufenthalt notwendig wird.

Die Gewissheit, durch den Paten in Krisen und Notsituationen entlastet zu werden, wirkt sich auch positiv auf die Eltern aus. So trägt z. B. die Regelung der Betreuung dazu bei, die Sorgen und Schuldgefühle psychisch erkrankter Mütter zu reduzieren, die z. B. durch einen notwendigen Klinikaufenthalt häufig auslöst werden.

Durch die vertrauensvolle Beziehung zum Paten erfährt Ihr Kind Rückhalt und Entlastung in einer Situation, die von Unsicherheit, Sorgen und Ängsten gekennzeichnet ist. Dieser sichere Rahmen schafft Ihrem Kind die Möglichkeiten, Gefühle der Schuld und Hoffnungslosigkeit oder auch der Wut und des Ärgers zum Ausdruck bringen zu können. Zugleich kann der Pate Ihrem Kind auch Möglichkeiten zur Ablenkung, Ruhe und zum Ausgleich in der Krisenzeit eröffnen.

Es ist wichtig, dass Sie Ihr Kind bei der Suche nach einer solchen Vertrauensperson von Anfang an aktiv einbeziehen. Die Person soll ein vertrauensvoller Ansprechpartner sein, der in einer schwierigen Situation Entlastung und Rückhalt bietet. Deshalb ist es notwendig, dass Ihr Kind nicht nur gefragt und angehört wird, sondern bei der Auswahl mitbestimmen und mitentscheiden darf. Eine solche Einbeziehung stärkt darüber hinaus auch das Selbstwertgefühl des Kindes. Es fühlt sich ernst genommen und macht die Erfahrung, dass es bei einer Angelegenheit, die es unmittelbar selbst betrifft, mitwirken kann. Auf diese Weise entdeckt das Kind seine eigenen Fähigkeiten und Kräfte und spürt, dass es etwas beeinflussen und mitgestalten kann.

Erfahrungen zeigen, dass es Kindern oftmals leichter fällt, über eine zeichnerische bzw. gestalterische Darstellung vertrauensvolle Bezugspersonen zu finden. Bewährt haben sich dabei sogenannte Netzwerkzeichnungen:

Merke:

Netzwerkzeichnung erstellen

Sie setzen sich mit Ihrem Kind zusammen und schlagen vor, dass es sich Personen überlegen soll,

- die es gern mag,
- mit denen es sich gern unterhält,
- mit denen es gern spielt und
- die ihm bei Schwierigkeiten schon geholfen haben.

Nachdem über diese Fragen einige Personen gefunden wurden, soll das Kind diese auf einem Blatt Papier, auf das es zunächst seinen eigenen Namen einträgt, platzieren. Je näher sich das Kind einer bestimmten Person fühlt, desto näher wird diese Person am eigenen Namen eingezeichnet.

Auf diese Weise entsteht eine Netzwerkzeichnung, auf der wie Abbildung 1 zeigt, nicht nur erwachsene Bezugspersonen, sondern eventuell auch Freunde und Klassenkameraden genannt werden.

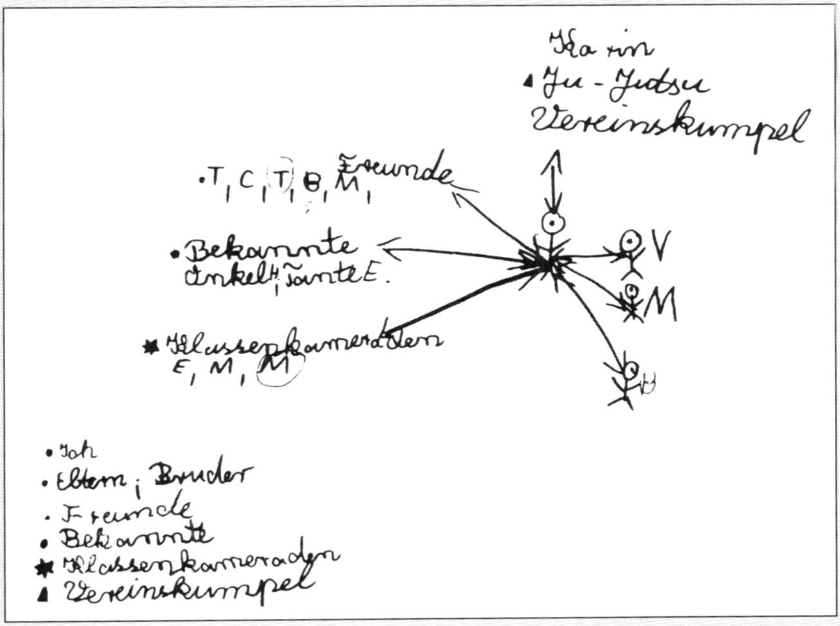

Abbildung 1:
Beispiel für eine Netzwerkzeichnung (aus Lenz & Brockmann, 2013)

Eine solche zeichnerische Darstellung verdeutlicht den Kindern ihre Kontakte und macht ihnen ihre Beziehungen im sozialen Umfeld bewusst. Dies erleichtert ihnen einen Einstieg in Gespräche über hilfreiche und unterstützende Personen, über ihre Wünsche, Hoffnungen, aber auch über Ängste und Befürchtungen in Bezug auf diese Personen.

Durch Kontakte zu Gleichaltrigen und Einbindungen in Vereine, Jugendgruppen und andere Gemeinschaften verschaffen sich die Kinder zugleich auch Möglichkeiten, Entspannung, Ablenkung und Ausgleich zu finden. Kinder lernen zudem viel voneinander. Von Gleich zu Gleich werden gewissermaßen „unterschwellig" bzw. nebenbei die verschiedenen Problemlösungen und Verhaltensweisen gelernt.

Erstellen Sie gemeinsam mit Ihrem Kind einen Krisenplan. Ein Krisenplan enthält verbindliche, schriftlich fixierte Absprachen, die es dem Kind erleichtern, in akuten Krankheitsphasen der Eltern oder in sich zuspitzenden familiären Krisensituationen, Hilfe und Sicherheit bei einer vertrauten Person zu finden.

Krisenplan

Wenn es Mama oder Papa ganz besonders schlecht geht, rufe ich bei ________________________ (Vertrauensperson) an. Sie/Ihn kann ich unter ______________________________ (Tel.) erreichen.

Oder ich gehe zu ______________________ (Vertrauensperson). Sie/Er wohnt in der ______________________________ (Straße/Hausnr.). Sie/Ihn kann ich auch unter ________________________ (Tel.) erreichen.

________________________ (Vertrauensperson) kümmert sich dann um mich: Ich kann bei ihr/ihm die Hausaufgaben machen und auch übernachten. Mama ist damit einverstanden.

Sie/Er hat auch einen Schlüssel für die Wohnung und kann nach Mama schauen.

Abbildung 2:
Beispiel für einen Krisenplan

In einem Krisenplan wird:

- die Vertrauensperson aus dem Umfeld genannt, an die sich das Kind wenden kann und
- festgelegt, wann in welcher Form und in welchem Umfang die Vertrauensperson Hilfe und Unterstützung leisten kann bzw. soll.

Der Krisenplan enthält:

- Adresse und Telefonnummer der Vertrauensperson,
- eine Vereinbarung, wie das Kind in der Krisensituation Kontakt aufnehmen kann.

Kinder werden durch einen Krisenplan befähigt, aktiv zu handeln und an der Situation etwas zu ändern. Sie erleben, dass sie durch eigene Aktivitäten etwas erreichen können, was wiederum ihr Selbstwertgefühl stärkt. Für die erkrankten Eltern schaffen solche verbindlichen Absprachen Entlastung von Schuldgefühlen und Sorgen bezüglich der Versorgung der Kinder.

Bei der Erstellung eines Krisenplans sollten Sie darauf achten, dass Ihr Kind seine Vertrauenspersonen nennt. Geben Sie ihm dabei genügend Zeit, sich zu überlegen, welche Personen es sich vorstellen kann. Es ist wichtig, dass Ihr Kind „seine" Vertrauenspersonen findet (siehe vorangegangene Ausführungen zur Einbeziehung Ihres Kindes).

Die einzelnen Absprachen müssen konkret und altersgemäß für das Kind vereinbart werden. Das heißt zum einen, dass die Hilfen durch die Vertrauensperson so ausgestaltet werden sollten, dass sie auch auf längere Zeit hin leistbar sind. Wichtig ist dabei, sich über die Grenzen und den möglichen zeitlichen Umfang der Hilfeleistungen zu verständigen.

Zum anderen müssen die altersmäßigen Fertigkeiten des Kindes bei der Erstellung des Krisenplans berücksichtigt werden. Kann sich das Kind im Notfall über das Telefon Hilfe holen oder sollte die Vertrauensperson möglichst im nahen Umfeld wohnen, damit das Kind sie auch zu Fuß erreichen kann?

6.5 Sprechen Sie mit Ihrem Kind über die Krankheit

Ihr Kind muss wissen, was mit seiner Mutter oder seinem Vater los ist. Kinder nehmen Veränderungen schnell wahr und spüren, wenn Mutter oder Vater anders reagiert als gewohnt, z. B. nervös, reizbar und unruhig oder ängstlich und traurig. Wenn sie über diese Veränderungen keine Informationen erhalten, werden sie ihre Wissenslücken mit ihren eigenen Fantasien füllen, die oftmals schlimme Befürchtungen und Ängste beinhalten. Zudem konnte die Forschung aufzeigen, dass Wissen über die Störung der Eltern für die Kinder auch einen ganz besonderen Schutzfaktor darstellt (siehe hierzu auch Kapitel 5).

Informationen über die Störung sollten Sie Ihrem Kind so schnell wie möglich geben, möglichst schon zu Beginn der Erkrankung bzw. der Behandlung oder zur Klinikeinweisung:

„Damit du Bescheid weißt und dir nicht unnötig Sorgen machst, möchte ich dir erklären, was mit mir los ist!"

Sie sollten Ihrem Kind folgende Informationen geben:

- Ich bin krank.
- Die Störung heißt …
- Ich gehe in Behandlung/in die Klinik, damit mir die Ärzte und Therapeuten besser helfen können.
- Für dich werden sich diese oder jene Veränderungen ergeben (z. B. die Großmutter versorgt dich und bringt dich auch am Dienstagnachmittag zum Fußballtraining).

Der folgende Kasten enthält einige Beispiele dazu, wie verschiedene psychische Störung in einfachen Worten einem Kind erklärt werden können.

Merke:

Beispiele für Formulierungen bei verschiedenen psychischen Störungen

- *Depression:* Man kann nicht aufhören, traurig zu sein und ist immer furchtbar müde. Man mag morgens nicht aufstehen, sich nicht anziehen, nichts kochen und nichts essen. Man mag nicht sprechen und nichts hören, weil alles so schrecklich anstrengend erscheint.
- *Manie:* Eine Manie ist das Gegenteil von einer Depression und tritt manchmal im Wechsel mit ihr auf (man spricht dann von einer bipolaren Depression). Man kann dann nicht still sitzen und hat das

Bedürfnis, immerzu zu sprechen. Man will alles gleichzeitig machen und kann nicht schlafen, weil zu viele Gedanken und Ideen im Kopf herumschwirren.

- *Schizophrenie:* Man hört, sieht, fühlt oder riecht häufig Sachen, die gar nicht da sind. Man hört z. B. Stimmen, die sonst keiner hört. Man sagt oder tut dann komische Dinge, die scheinbar keinen Sinn ergeben und manchmal auch Angst machen.
- *Phobie:* Das ist, wenn man nicht mehr aufhören kann, vor bestimmten Dingen oder Sachen Angst zu haben, z. B. in ein Kaufhaus zu gehen, mit der Straßenbahn zu fahren, mit dem Flugzeug zu fliegen (oder auch vor Spinnen, Schlangen oder vor engen Räumen). Die Angst ist dann riesengroß und man glaubt, es nicht aushalten zu können.

Es ist ausreichend, wenn Ihr Kind zunächst diese allgemeinen Informationen über die Störung und die eventuellen Auswirkungen auf den Alltag erhält. Damit stellen Sie eine Offenheit und Transparenz her, die dem Kind signalisiert: *Ich kann Fragen stellen. Ich kann über meine Sorgen sprechen.*

Ziel ist es, durch die Informationen über die Krankheit, die Kinder zu ermutigen Fragen zu stellen und ihre Informationsbedürfnisse offen zum Ausdruck zu bringen. Diese Fragen werden sich im Verlauf der Zeit ändern. Kinder beschäftigen sich zu Beginn Ihrer Erkrankung und der Behandlung mit anderen Fragen als nach der Behandlung, wenn sich Ihr Gesundheitszustand wieder stabilisiert hat. Ein Kind, das die Erkrankung seiner Eltern zum ersten Mal erlebt, hat andere Fragen als ein Kind, das bereits einmal erlebt hat, dass es seiner Mutter oder seinem Vater schlecht geht.

Wir wissen mittlerweile relativ genau, was die Kinder beschäftigt und welche Fragen sie bewegen. Meist trauen sie sich diese Fragen erst zu stellen, wenn sie die „innere Erlaubnis" von ihren Eltern erhalten haben, d. h., wenn sie spüren, dass die Eltern damit einverstanden sind. Einige Fragen wagen sie manchmal zunächst überhaupt nicht zu stellen (vgl. Tabelle 1).

Sprechen Sie Ihr Kind direkt an, wenn Sie merken, dass es sich Gedanken macht, sich vielleicht mit etwas beschäftigt, aber noch nicht darüber sprechen kann oder will. Durch Ihre Nachfrage, was es gerade beschäftigt oder vielleicht beunruhigt, signalisieren Sie Ihrem Kind Ihre Offenheit und Ihre Bereitschaft, auf seine Informationsbedürfnisse und Fragen einzugehen.

Tabelle 1:
Fragen, die Kinder von Eltern mit einer psychischen Störung häufig beschäftigen, die sie manchmal aber nicht zu stellen wagen

Krankheitsursachen und Verlauf der Krankheit	– Was ist los mit Mutter/Vater? – Warum ist Mutter/Vater krank geworden? – Woher kommt die Krankheit der Mutter/des Vaters? – Ist Mutter/Vater meinetwegen krank? – Bin ich schuld, dass Mama wieder in die Klinik muss? Habe ich etwas falsch gemacht? Habe ich der Mama zu wenig geholfen? Habe ich mich zu wenig um sie gekümmert? – Wird es schlimmer werden?
Mögliche Veränderungen im Familienleben	– Wird sich mein Leben ändern und wenn ja, wie? – Wer wird für mich sorgen? – Muss ich ins Heim? – Was mache ich, wenn es zu Hause Schwierigkeiten gibt?
Umgang im familiären Alltag	– Wie soll ich mich Mutter/Vater gegenüber verhalten? Muss ich mich jetzt anders verhalten? – Wie soll ich auf Verhaltensweisen oder Worte von Mutter/Vater reagieren? – Wie kann ich Mutter/Vater in gesunden Phasen und in akuten Krankheitsphasen unterstützen?
Unterschiede zwischen psychischer Krankheit und körperlicher Krankheit und Behandlungsverlauf	– Was heißt psychisch krank? – Was heißt Therapie? Was ist ein Psychiater (Psychotherapeut)? – Gibt es Medikamente für Mutter/Vater? – Kann Mutter/Vater wieder gesund werden?
Erbeinflüsse	– Werde ich auch krank? – Werden noch andere aus meiner Familie krank?

Je nach Alter haben Kinder und Jugendliche andere Fragen bzw. ein unterschiedliches Informationsbedürfnis

Die Informationsbedürfnisse und Fragen sowie das Verständnis der Kinder sind abhängig von ihrem Alter. Im Folgenden wird auf einige Besonderheiten eingegangen.

Kleinkinder bis zum 3. Lebensjahr. Für Kinder in diesem Alter haben Worte weniger Bedeutung als die Art und Weise, wie sie ausgesprochen werden und welche Gefühle mit den Worten transportiert werden. Die Kinder reagieren vor allem auf die Atmosphäre, in der sie sich befinden.

Kleinkinder benötigen daher keine großen Erklärungen, sie würden diese auch nicht aufnehmen und verstehen können. Kurze Aussagen in einer Sprache, in der Sie sonst auch mit Ihrem Kind sprechen, führen zu einer Entspannung der Situation: *Mama geht es heute nicht gut. Ich bin müde und traurig. Wenn es mir wieder besser geht, spiele ich wieder mit dir.*

Sie können sicher sein, dass eine solche Botschaft bei Ihrem Kind gefühlsmäßig ankommt, obwohl es die Worte noch nicht versteht.

Vorschulkinder bis zum 6. Lebensjahr. Kinder in dieser Altersstufe reagieren intensiv auf die Atmosphäre in der Familie. Sie spüren Belastungen und Sorgen der erkrankten Eltern. Sie versuchen, ihre erkrankte Mutter oder ihren erkrankten Vater durch Streicheln und Berührungen zu trösten. Sie haben aber unklare Vorstellungen darüber, was los ist. Ihre unklaren Vorstellungen ergänzen die Kinder mit Ideen und Fantasien, z. B. dass es der Mama schlecht geht, weil sie frech oder nicht folgsam waren.

Kinder dieses Alters verstehen die Wortbedeutungen bereits und können schon gut selbst sprechen. Loben Sie Ihr Kind für sein Wissen und seine Fragen. Achten Sie in Ihren Antworten darauf, einfache und anschauliche Worte zu gebrauchen.

Kinder im Vorschulalter haben oftmals Schwierigkeiten, Fragen, die sie beschäftigen, auch offen zu stellen. Es ist deshalb hilfreich, wenn Sie auf diese Fragen von sich aus eingehen und Ihrem Kind auf folgende „ungestellte Fragen“ Antworten geben:

- Bin ich schuld?
- Wer passt auf mich auf?
- Wer bringt mich ins Bett?
- Wer unterstützt mich in dem, was der erkrankte Elternteil bislang getan hat? (Wer kocht das Mittagessen? Wer bringt mich zum Musikunterricht oder zum Reiten? Wer besorgt das Geburtstagsgeschenk für die Kindergartenfreundin etc.?)

Die Aufmerksamkeit der Kinder ist in diesem Alter noch sehr begrenzt. Ein 3-jähriges Kind kann etwa 15 Minuten und ein 6-jähriges Kind etwa 30 Minuten aufmerksam zuhören. Sie sollten sich deshalb in Ihren Erklärungen auf das Wichtigste beschränken. Durch ein Bilder- bzw. Kinderbuch oder altersgerechte Informationsbroschüren können Sie das Interesse und die Aufmerksamkeit Ihres Kindes stärken. Hinweise zu *Bilder- und Kinderbüchern* sowie zu *Informationsbroschüren* finden Sie im Anhang (vgl. Seite 71).

Oftmals stellen sich Kinder dieser Altersstufe vor, an der Krankheit der Eltern schuld zu sein. Zum Beispiel,

- weil sie frech waren oder ihr Zimmer nicht aufgeräumt haben und die Mutter sich darüber so aufgeregt hat;
- weil sie mit den kleinen Geschwistern gestritten haben oder in der Schule eine schlechte Note erhalten haben, worüber die Mutter enttäuscht ist;
- weil sie dem Vater alles Schlechte und Böse gewünscht haben, nachdem er ihnen verboten hat, im Garten Fußball zu spielen.

Solche Fantasien bedrücken die Kinder. Sie sprechen aber nicht über ihre Gedanken, weil sie sich dafür schämen und die Eltern nicht belasten wollen. Vermitteln Sie Ihrem Kind immer wieder, dass es mit Ihrer Krankheit nichts zu tun hat und dass weder sein Verhalten noch seine Gedanken die Krankheit ausgelöst haben.

Schulkinder bis zum 12. Lebensjahr. Kinder in dieser Altersstufe machen sich erhebliche Sorgen um die erkrankten Eltern. Sie haben feine Antennen für Veränderungen im Verhalten der Eltern und für die Atmosphäre in der Familie. Sie sind in der Lage, Unterschiede zwischen der eigenen Familie und anderen Familien zu erkennen und Verhaltensweisen ihrer erkrankten Eltern als anders oder „untypisch" wahrzunehmen. Gleichzeitig schaffen sie es meist nicht, sich Informationen zu holen, indem sie z. B. die Eltern oder andere Vertrauenspersonen fragen. Manchmal verbergen Kinder ihre Fragen und Informationsbedürfnisse hinter scheinbar sachlichen Fragen an ihre Eltern, wie zum Beispiel: *Woher kommt deine Krankheit eigentlich?*

Sie sollten bei solchen Sachfragen Ihres Kindes, wie z. B. *Woher kommt deine Krankheit eigentlich?,* nicht sofort nach Erklärungen suchen, sondern zunächst auf der Gefühlsebene antworten, indem Sie beispielsweise sagen: *Du machst dir Sorgen um mich* oder *du machst dir Gedanken darüber, ob du etwas falsch gemacht hast.*

Jugendliche ab dem 13. Lebensjahr. Bedenken Sie, dass sich Jugendliche trotz ihres Wissens und ihrer Vorstellungen über psychische Störungen mit einer Reihe von Fragen beschäftigen, die sie gefühlsmäßig sehr bewegen. An erster Stelle stehen meist die Fragen nach der Vererbung:

- Ist die Krankheit erblich?
- Werde ich/wird mein Bruder oder meine Schwester ebenfalls erkranken?

Jugendliche beobachten sich selbst sehr genau und vergleichen ihr Verhalten mit Verhaltensweisen ihrer erkrankten Mutter oder ihres erkrankten Vaters. Wenn sie dabei gewisse Ähnlichkeiten entdecken, z. B. dass sie auch manchmal zum Grübeln neigen oder sich nicht aufraffen können, etwas zu tun, reagieren sie oftmals mit großer Unsicherheit und Angst, später vielleicht auch selbst krank werden zu können, wie die Mutter oder der Vater.

Jugendliche bewegen Fragen, die sich um die Zukunft der erkrankten Eltern, der Familie sowie um ihre eigene Zukunft drehen:

- Wie kann ich die Mutter oder den Vater unterstützen?
- Inwieweit muss ich Verantwortung für Vater oder Mutter, für die Geschwister, für die ganze Familie übernehmen?
- Was wird aus der Familie, wenn ich erwachsen bin? Wer kümmert sich dann?

Auch Schuldgefühle können Jugendliche stark beschäftigen:

- Bin ich schuld, dass es Mutter oder Vater wieder schlechter geht?
- Hätte ich am Wochenende besser zu Hause bleiben sollen, anstatt mit meinen Freunden ins Kino zu gehen?
- Habe ich sie/ihn zu oft allein gelassen und sie zu wenig unterstützt?

Solche quälenden Gedanken kommen schnell, wenn es z. B. häufiger zu Streitigkeiten mit den Eltern kommt, sie die vereinbarten Aufgaben nicht erledigt oder „einfach" vergessen haben oder länger weggeblieben sind als abgesprochen.

Nach außen wirken Jugendliche oftmals „cool" und unberührt. Sie geben sich so, als ob ihnen das alles nichts ausmachen würde. Solche Verhaltensweisen sind typisch für das Jugendalter. Darin besteht jedoch die Gefahr, dass Jugendliche in Belastungssituation überschätzt werden, man also fälschlicherweise annimmt, sie würden damit selbst fertig oder Probleme nicht so nah an sich heranlassen.

Probleme, die bei Gesprächen über die Krankheit auftreten können

Folgende Schwierigkeiten können beim Gespräch mit Ihrem Kind über die Krankheit auftreten:

- *Ihr Kind will scheinbar überhaupt nicht über die Störung sprechen.* Es kann sein, dass Ihr Kind merkt, dass irgendetwas nicht stimmt. Es hat vielleicht Gespräche zwischen den Eltern mitgehört, in denen über die Störung gesprochen wurde. Es hat deshalb Angst, etwas Schlimmes zu erfahren. In einer solchen Spannung verweigern Kinder oftmals Gespräche und reagieren z. B. aggressiv oder ziehen sich zurück. Es ist nicht sinnvoll, mit dem Kind ein Gespräch über die Krankheit zu suchen, wenn es in dem Moment nicht darüber sprechen möchte. Bedrängen Sie Ihr Kind nicht, machen Sie Ihrem Kind aber dennoch ein Gesprächsangebot. Zeigen Sie sich gesprächsbereit (z. B. *Ich würde dir gern erklären, was mit mir los ist. Ich habe nämlich das Gefühl, dass du dir Sorgen machst. Frag mich, wenn du etwas wissen möchtest.*)
- *Ihr Kind bricht das Gespräch ab.* Kinder deuten durch einen Themenwechsel oft an, dass sie über das aktuelle Thema nicht weiter sprechen möchten. Sie möchten spielen gehen, sich mit Freunden treffen, in ihr Zimmer gehen und Musik hören oder sie erzählen plötzlich von der Schule. Ein Abbruch des Gesprächs durch das Kind kann verschiedene Gründe haben:
  - Es kann sein, dass die Aufmerksamkeitsspanne Ihres Kindes überschritten ist. Man vergisst dies leicht, wenn man dem Kind etwas Wichtiges erklären möchte.
  - Es kann aber auch sein, dass Ihr Kind gefühlsmäßig mehr Informationen nicht verarbeiten kann. Dies zeigen Kinder an, wenn sie zunehmend unruhiger sind, sich anderen Dingen zuwenden und nicht mehr zuhören.
  - Es ist auch möglich, dass sich das Kind Sorgen macht oder z. B. ein Problem in der Schule hat, über das es aber nicht reden möchte, um Mutter oder Vater nicht zu belasten. Es sieht keinen anderen Ausweg als das Gespräch abzubrechen.

Sie sollten Ihr Kind darauf ansprechen (z. B. *Machst du dir Sorgen? Hast du vielleicht Angst, mir weh zu tun?*)

- *Ihr Kind verweigert das weitere Gespräch.* Es ist wichtig, die Gründe herauszufinden, warum Ihr Kind ein weiteres Gespräch über die Erkrankung verweigert:

- Ihrem Kind können die erhaltenen Informationen im Moment ausreichen: Ihr Kind hat verstanden, was los ist und möchte nicht mehr über die Krankheit sprechen, sondern in Ruhe gelassen werden. Akzeptieren Sie dieses „Nicht-mehr-wissen-wollen". Dieses Verhalten stellt einen Schutzmechanismus für das Kind dar. Signalisieren Sie aber zugleich Ihre Gesprächsbereitschaft (z. B. *Wenn du Fragen hast, wenn du etwas wissen möchtest, melde dich …*).
- Möglicherweise drückt Ihr Kind durch seine Verweigerung auch Ihre eigene Schwierigkeit mit aus, die Störung anzunehmen. Durch seine Verweigerung lebt Ihr Kind quasi seinen Wunsch und eventuell den Wunsch der ganzen Familie aus, einen Teil der Realität auszublenden. Wenn es Ihnen besser gelingt, sich nicht dafür zu verurteilen, dass Sie eine psychische Störung haben und auch die mit der Krankheit verbundenen Einschränkungen anzuerkennen, wird Ihr Kind sich eher trauen, Fragen zu stellen.
- Eventuell vermeidet Ihr Kind Fragen aufgrund seiner eigenen Schuldgefühle. Es ist davon überzeugt, dass Mutter oder Vater durch sein Verhalten oder seine bösen Gedanken krank oder wieder krank geworden ist, deshalb möchte es durch Fragen nicht daran rühren: Wenn ich meiner Mutter nicht so viele Sorgen gemacht hätte, wäre sie bestimmt nicht krank geworden.

• *Ihr Kind stellt viele Fragen.* Es kann verschiedene Gründe haben, warum Ihr Kind viele Fragen stellt:
  - Ihr Kind ist überhaupt sehr neugierig und möchte alles genau wissen. Es stellt auch in anderen Bereichen viele Fragen, sodass in diesem Verhalten eine Persönlichkeitseigenschaft zum Ausdruck kommt.
  - Es kann aber auch sein, dass Ihr Kind Angst hat und die zahlreichen Fragen eher zur Beruhigung dienen. Sprechen Sie Ihr Kind auf seine Sorgen und Ängste direkt an (z. B. *Ich habe das Gefühl, du machst dir große Sorgen.*).
  - Ihr Kind hat Schwierigkeiten, Ihre Erklärungen und Worte zu verstehen und aufzunehmen und stellt deshalb viele Fragen. Um Ihrem Kind die Unsicherheit zu nehmen, sollten Sie es bitten, Ihre Erläuterungen und Antworten in eigenen Worten wiederzugeben (z. B. *Ich möchte ganz sicher sein, dass du alles richtig verstanden hast. Kannst du mir noch einmal in deinen Worten sagen, was ich dir erzählt habe?*).
    Sie merken schnell, ob Ihr Kind Ihre Worte lediglich wiederholt oder die Inhalte in seinen Worten ausdrücken kann. Sie können dann eventuell noch etwas gezielt ergänzen oder noch ausführlicher erklären.

– Viele Fragen können aber auch ein Zeichen dafür sein, dass Ihr Kind unsicher ist, ob es Wahrheit erfahren hat. Wenn Sie z. B. zur Beruhigung Ihres Kindes sagen: *Ich bin sicher, dass alles wieder so wie früher wird,* hört Ihr Kind Ihre Worte, die Sicherheit ausdrücken, spürt aber zugleich Unsicherheit in Ihren Gefühlsäußerungen. Vermuten die Kinder Diskrepanzen oder Unstimmigkeiten zwischen den Worten und den Gefühlen ihrer Eltern, versuchen sie, durch Fragen gewissermaßen zu überprüfen, ob die Eltern auch bei ihren Aussagen bleiben. Wenn sich aber in Ihren Aussagen Ihre Gefühle widerspiegeln, z. B. indem Sie sagen: *Ich hoffe, dass ich wieder ganz gesund werde*, kann sich Ihr Kind sicher sein, dass es die Wahrheit erfahren hat.

7 Was sollten Kinder und Jugendliche wissen?

Kinder und Jugendliche sollten über grundlegendes Wissen hinsichtlich der psychischen Erkrankung ihrer Mutter oder ihres Vaters und die damit verbundenen Auswirkungen verfügen, nämlich in Bezug auf

das Familienleben:
- Wenn Mutter oder Vater psychisch krank sind, beeinflusst das die ganze Familie und damit auch dich als Kind.
- Es sind nicht die Kinder, die verantwortlich sind, dass es den Eltern gut geht.
- Es ist schön, wenn du Mutter oder Vater hilfst, aber du brauchst es nicht allein zu schaffen.
- Deine Mutter freut sich bestimmt, wenn du zu Hause mehr Verantwortung übernimmst: Im Haushalt hilfst, mit den jüngeren Geschwistern Hausaufgaben machst, etc. Aber ihre Krankheit geht dadurch nicht weg. Dazu braucht sie die Hilfe von Fachleuten.
- Du hast ein Recht darauf, wegzugehen, dich mit Freunden zu treffen, deinen Hobbys nachzugehen, auch wenn deine Mutter/dein Vater krank ist.
- Wenn du unruhig bist oder dir Sorgen um Mutter oder Vater machst, brauchst du einen Menschen, mit dem du reden kannst.
- Es gibt viele Kinder, die Eltern haben, die psychisch krank sind.

die Krankheitsursachen:
- Psychische Störungen sind nicht ansteckend.
- Wir wissen nicht alles darüber, warum Menschen psychisch krank werden.
- Fachleute denken mittlerweile, dass verschiedene Faktoren daran beteiligt sind, wenn ein Mensch an einer psychischen Störung leidet: Eine größere Verletzlichkeit durch Belastungen, das Erleben von großen Belastungen im Leben und Probleme mit Belastungen umzugehen.
- Es ist niemals die Schuld der Kinder, dass Eltern krank werden.

die Behandlung der erkrankten Eltern:
Es gibt mehrere Formen von Behandlungen für psychische Störungen:
- Medikamente, damit z.B. die Angst oder die Traurigkeit nicht mehr schlimm ist und vor allem Gespräche über die Probleme, um Lösungen zu finden.

- Eine Behandlung kann ambulant (das heißt, die Mutter oder der Vater geht regelmäßig zu einem Therapeuten) oder stationär in einer psychiatrischen Klinik durchgeführt werden (das heißt, die Mutter oder der Vater ist für eine Weile im Krankenhaus).
- Manchmal geht die Mutter oder der Vater morgens zur Behandlung und kommt erst abends wieder nach Hause (dann spricht man von einer Tagesklinik).
- Ein Psychiater ist ein Arzt, der ein großes Wissen über psychische Störungen hat, der Medikamente verschreibt und mit dem Kranken spricht; der Psychotherapeut führt nur Gespräche durch.

den Verlauf der Erkrankung:
- So verschieden Menschen sind, so verschieden verlaufen auch die psychischen Störungen.
- Es gibt psychisch kranke Menschen, die nach der Behandlung gesund sind und dies auch bleiben.
- Einigen Menschen mit einer psychischen Störung geht es über einen langen Zeitraum ganz gut, aber dann werden sie wieder krank und brauchen wieder eine Behandlung.

mögliche Erbeinflüsse:
- Wir wissen, dass niemand die Krankheit direkt erbt.
- Es ist nicht so, dass du auch psychisch krank wirst, wenn deine Mutter oder dein Vater psychisch krank ist.

8 Was können Erzieher und Lehrer tun?

Als Erzieher und Lehrer nehmen Sie eine wichtige Funktion im Leben eines Kindes ein. Sie unterstützen die Kinder in ihren Entwicklungen, fördern sie in der Herausbildung ihrer Persönlichkeiten und stärken sie in ihrem Selbstbewusstsein. Sie sind darin geschult, die Kinder im Leben zu begleiten und anzuleiten, ihre Stärken weiter herauszubilden und dem Kind zu helfen, an seinen Schwächen zu arbeiten, um eventuelle Entwicklungsverzögerungen aufzuarbeiten. Zugleich sind Sie Ansprechpartner bei Sorgen und Ängsten, manchmal sogar Berater in Krisensituationen. Den Kindern bieten Lehrer und Erzieher oftmals Halt und Struktur, da sie ihnen Grenzen aufzeigen und ihnen angemessenes Verhalten vorleben. Dadurch werden sie von vielen Kindern als Vorbild wahrgenommen. Dies alles macht Erzieher und Lehrer zu „Experten für das Kind“.

8.1 Achten Sie auf Veränderungen im Verhalten der Kinder

Veränderungen können sich auf sehr vielfältige Art zeigen und sind so individuell wie jedes einzelne Kind. Die folgenden Beispiele zeigen häufig auftretende Verhaltensveränderungen bei Kindern selbst, in deren Kontakt zu Gleichaltrigen und in der Versorgung des Kindes, die auf Probleme und Belastungen in der Familie, im Zusammenhang mit einer psychischen Erkrankung der Eltern, hinweisen können:

- Das Kind wirkt traurig, innerlich angespannt, nervös und beteiligt sich nicht bzw. deutlich weniger an gemeinsamen Aktivitäten in der Gruppe oder in der Klasse.
- Es wirkt unkonzentriert, müde und kann den Abläufen und dem Unterrichtsgeschehen nur schwer folgen.
- Das Kind zeigt aggressive Verhaltensweisen.
- Das Kind zieht sich aus dem Kontakt zu bisherigen Freundschaften zurück.
- Es berichtet nicht mehr von gemeinsamen Unternehmungen mit seinen Freunden.
- Das Kind fehlt im Kindergarten oder in der Schule häufiger oder es wird nicht zu den üblichen Zeiten gebracht.
- Das Kind ist längere Zeit weniger ordentlich oder der Jahreszeit nicht entsprechend gekleidet.

Besonders beachten sollten Sie Veränderungen im Verhalten der Kinder, die über einen längeren Zeitraum andauern, aber auch Veränderungen im Verhalten der Kinder, die sehr plötzlich, gewissermaßen von einem Tag auf den nächsten, auftreten.

Selbstverständlich verbirgt sich nicht hinter jeder Veränderung im Verhalten des Kindes eine psychische Störung der Eltern. Auch andere Probleme und Konflikte in der Familie oder im engeren sozialen Umfeld des Kindes können genauso Auslöser dafür sein. So können auch Streitigkeiten der Eltern untereinander oder mit engeren Verwandten, eine Trennung der Eltern oder familiäre Belastungen und Spannungen aufgrund finanzieller Probleme zu plötzlichen bzw. langfristigen Veränderung im Verhalten des Kindes führen.

8.2 Sprechen Sie Eltern darauf an, wenn Sie bei ihren Kindern über längere Zeit Veränderungen im Verhalten und in ihren Gefühlsäußerungen bemerken

Indem Sie Eltern ansprechen, ihnen Ihre Wahrnehmungen und Eindrücke mitteilen, vermitteln Sie Einfühlung, Interesse und zugleich Gesprächsbereitschaft. Den Eltern wird signalisiert, dass über Probleme und Sorgen gesprochen werden kann. Wichtig ist dabei zu beachten, den Eltern nicht vorwurfsvoll zu begegnen und auch zu akzeptieren, wenn sie aufgrund ihrer Ängste vor Stigmatisierung vorsichtig reagieren und zunächst nicht auf das Gesprächsangebot eingehen:

- *Verwenden Sie „Ich-Sätze“:* Im Gespräch sollte den Eltern deutlich werden, dass es sich bei dem Gesagten um Ihre persönlichen Beobachtungen, Gedanken und Eindrücke handelt. Entscheidendes Kennzeichen dafür, dass von der eigenen Wahrnehmung und den eigenen Gefühlen gesprochen wird, ist der „Ich-Gebrauch“ (*Mir ist aufgefallen, dass …*; *Ich habe den Eindruck …*)
- *Sprechen Sie von konkreten Situationen:* Schildern Sie im Gespräch mit den Eltern die Situation möglichst konkret, in der Ihnen das veränderte Verhalten aufgefallen ist. Vermeiden Sie Verallgemeinerungen wie „immer“ oder „nie“, denn diese rufen beim Zuhörer negative Gefühle und Widerspruch hervor.
- *Beschreiben Sie ein konkretes Verhalten:* Neben der konkreten Situation sollte auch das beobachtete Verhalten möglichst konkret beschrie-

ben werden. Indem Sie schildern, was genau Sie in der Situation beobachtet haben, machen Sie deutlich, dass Sie in dem Verhalten keine Persönlichkeitseigenschaft sehen, sondern eine Veränderung des kindlichen Verhaltens.

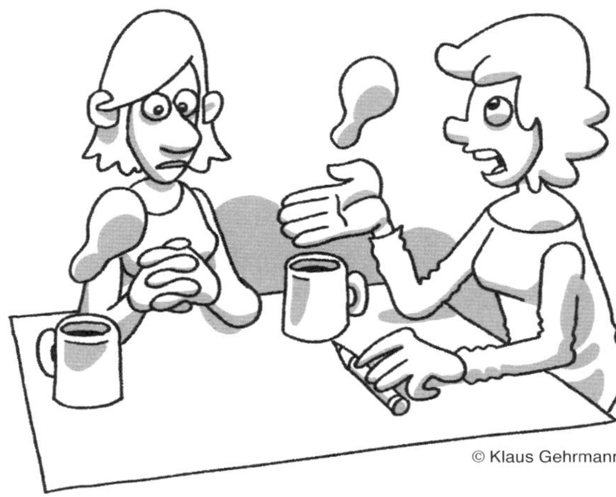

- *Bleiben Sie beim Thema:* Es geht darum, die Gegenwart und die Zukunft positiv zu verändern und gemeinsam mit den Eltern nach Wegen und Lösungen zu suchen. Bleiben Sie daher im „Hier und Jetzt" und vermeiden Sie es, auf vergangene Ereignisse oder frühere Beobachtungen zurückzugreifen.

Wie können Sie auf die Aussagen der Eltern reagieren?

Nehmen die Eltern das Gesprächsangebot an und beginnen, von ihren Eindrücken und Wahrnehmungen und vielleicht sogar von ihren Schwierigkeiten und Sorgen zu berichten, kommt Ihnen als Zuhörer eine wichtige Rolle zu. Durch die Einhaltung einiger folgender Regeln können Sie den Eltern Ihr Interesse an einem gemeinsamen Gespräch zeigen und den Austausch aufrechterhalten:

- *Zeigen Sie Interesse durch aufnehmendes Zuhören:* Signalisieren Sie dem Sprecher durch Gesten wie Nicken, Blickkontakt und eine zugewandte Körperhaltung, dass Sie aufmerksam zuhören.
- *Klären Sie, ob Sie das Gesagte richtig verstanden haben:* Im gemeinsamen Gespräch besteht immer die Gefahr, dass der Zuhörer nicht das aufnimmt, was der Sprecher ihm mitteilen möchte, sondern seine Aussagen anders versteht. Um dies zu verhindern, ist es während des Gesprächs hilfreich, einzelne Äußerungen nochmals zusammenzufassen und den Eltern zurückzumelden.
- *Melden Sie den Eltern Ihr eigenes Gefühl zurück:* Durch eine Rückmeldung der eigenen Gefühle drücken Sie als Zuhörer Ihre Wertschätzung

und Anteilnahme an dem Gesagten aus und verdeutlichen, dass Sie die Situation und Schwierigkeiten nachvollziehen können.
- *Sprechen Sie am Ende des Gesprächs Anerkennung für das Vertrauen aus:* Indem Sie sich ausdrücklich für das Vertrauen und das Gespräch bedanken, signalisieren Sie, dass Sie wahrgenommen haben, welchen Mut und welche Überwindung das Gespräch eventuell gekostet hat.

Ob Eltern mit einer psychischen Störung wirklich den Mut fassen, über ihre Sorgen um die Kinder und über Erziehungsprobleme zu sprechen, hängt eng mit der Einstellung zusammen, die sie bei ihrem Gesprächspartner wahrnehmen. Psychisch kranke Menschen haben ein feines Gespür dafür, ob und inwieweit der Gesprächspartner zu Vorbehalten gegenüber psychischen Störungen neigt. Um psychisch kranken Menschen echt, einfühlsam und wertschätzend begegnen zu können, ist auf Seiten der Erzieher und Lehrer eine Auseinandersetzung mit der Einstellung und Haltung gegenüber psychischen Störungen erforderlich.

Folgende Fragen können Ihnen bei dieser Auseinandersetzung helfen:
- Welche Vorbehalte gegenüber Menschen mit einer psychischen Störung habe ich gelernt?
- Auf welche Vorbehalte gegenüber psychisch kranken Menschen als Eltern stoße ich in meinem sozialen und beruflichen Umfeld?
- Ertappe ich mich dabei, dass ich Eltern, die an einer psychischen Störung leiden:
  - weniger wertschätze als psychisch gesunde Eltern,
  - ihnen weniger glaube als psychisch gesunden Eltern,
  - ihre Erziehungskompetenz in Frage stelle bzw. manchmal sogar ganz abspreche?

Was können Sie tun, wenn die Eltern nicht oder abweisend reagieren?

Ablehnende oder abweisende Reaktionen der Eltern auf Ihr Gesprächsangebot richten sich meist nicht gegen Sie als Person, sondern sind in der Angst vor Stigmatisierung und Diskriminierung sowie der häufig wirksamen Selbststigmatisierung begründet. Sie sollten die Ablehnung des Gesprächsangebots akzeptieren und die Eltern nicht bedrängen. Ein Bedrängen würde sich negativ auf die Beziehung zu den Eltern auswirken und nur Verweigerungs- und Rückzugstendenzen verstärken.

In einer solchen Situation sollten Sie lediglich nochmals Ihre Eindrücke und Wahrnehmung schildern, die Sie veranlasst haben, die Eltern anzusprechen. Durch solche Äußerungen signalisieren Sie den Eltern Ihr Interesse am Kind und an ihnen als Personen. Zugleich zeigen Sie sich offen für ein Gespräch. Sie erneuern damit quasi Ihr Gesprächsangebot, dass von den Eltern bei Bedarf in Anspruch genommen werden kann. Es kann notwendig werden, den Eltern nach einiger Zeit nochmals Ihre Eindrücke und Wahrnehmungen mitzuteilen. Wichtig ist dabei, nicht vorwurfsvoll zu werden und sich an die Gesprächsregeln zu halten.

8.3 Suchen Sie den Kontakt zu anderen Fachleuten

Wenn Sie unsicher sind, ob Ihre Wahrnehmungen und Einschätzungen stimmen, wie Sie reagieren sollen und was Sie den Eltern raten können, sollten Sie sich fachliche Unterstützung durch andere pädagogische oder psychologische Fachkräfte holen. Ein fachlicher Austausch ermöglicht eine Überprüfung der eigenen Wahrnehmungen und Bewertungen, was Ihnen eine größere Sicherheit im Umgang mit den Eltern geben wird. Im fachlichen Austausch werden Wege deutlicher, wie Sie den Eltern begegnen können und welche Hilfen für das Kind und die Familie passend sind.

Beachten Sie:

Ein Austausch mit anderen Fachkräften erfordert keine Schweigepflichtsentbindung durch die Eltern. Sie verletzen Ihre Schweigepflicht nicht, wenn Sie Ihre Beobachtungen, Vermutungen, aber auch familiäre und soziale Hintergründe darstellen, ohne dabei persönliche Daten zu nennen, die eine Identifikation der betreffenden Person ermöglichen.

An welche Fachkraft bzw. professionelle Einrichtungen Sie sich als Erzieher oder Lehrer wenden können, um sich selbst Unterstützung und Beratung zum Umgang mit psychisch erkrankten Eltern und ihren Kindern zu holen, ist häufig von Region zu Region und Ort zu Ort unterschiedlich. Oftmals bestehen bereits Kontakte zu anderen qualifizierten Fachkräften, die sich für dieses Anliegen aktivieren lassen.

Es ist hilfreich, mit der Einrichtung oder der jeweiligen Fachkraft eine feste Vereinbarung zu treffen, damit ein fachlicher Austausch und eine Beratung bei Bedarf möglichst zeitnah erfolgen können. Besonders bewährt haben sich dabei Vereinbarungen mit Erziehungsberatungsstellen. Die Mitarbeiter sind Kinderpsychologen, Sozialpädagogen, Psychotherapeuten und manchmal auch Kinder- und Jugendpsychiater, die über breitgefächerte psychologische, familientherapeutische und pädagogische Kompetenzen verfügen. Aufgabe dieser Beratungsstellen ist, neben den therapeutischen und pädagogischen Hilfen für Kinder und ihre Familien, auch die Kooperation mit anderen Institutionen wie Kindertagesstätten und Schulen.

9 Wie finden Sie als Eltern die richtige Hilfe?

Viele Eltern mit einer psychischen Störung machen sich Sorgen um ihre Kinder und haben Schuldgefühle. Vor allem in akuten Krankheitsphasen fühlen sie sich oftmals überfordert und machen sich Vorwürfe. Häufig entsteht das Gefühl, eine schlechte Mutter bzw. ein schlechter Vater zu sein. Insbesondere bei Müttern ist dieses Gefühl oftmals dann stark ausgeprägt, wenn sie zur Behandlung eine Klinik aufsuchen. Da sie ihre Aufgaben als Erziehungsperson in dieser Zeit nicht ausreichend erfüllen können, betrachten sie sich häufig als verantwortlich für die Belastungen und Probleme ihrer Kinder.

Wir wissen, dass vielen erkrankten Eltern bewusst ist, dass sie in ihrem Erziehungsverhalten generell oder zeitweise eingeschränkt sind. Sie nehmen wahr, dass sie ihren Kindern nicht die notwendige Aufmerksamkeit und emotionale Zuwendung geben können und sie Schwierigkeiten haben, sich durchzusetzen, Grenzen zu setzen und die Kinder ausreichend zu fördern. Vor allem wenn die Kinder noch klein sind, befürchten viele erkrankte Eltern negative Auswirkungen auf die Entwicklung ihrer Kinder.

Wenn Sie sich als Eltern Sorgen um die Entwicklung Ihres Kindes machen, Probleme und Schwierigkeiten in der Erziehung haben, Unsicherheiten im Umgang mit Ihrem Kind erleben, suchen Sie rechtzeitig zusätzliche professionelle Hilfen auf.

9.1 Erster Ansprechpartner ist Ihr Arzt oder Therapeut

Am besten sprechen Sie mit Ihrem Arzt oder Therapeuten über Ihre Sorgen um Ihr Kind. Das Gespräch entlastet Sie und zugleich können dadurch frühzeitige Lösungswege und Hilfsmöglichkeiten gefunden werden. Es wird Sie beruhigen, wenn z. B. ausführlich besprochen und klar vereinbart wird, wer Ihr Kind während Ihres Klinikaufenthaltes versorgt, es zum Kindergarten bringt, bei den Hausaufgaben unterstützt oder wo es therapeutische Hilfe erhalten kann und wo spezielle Gruppenangebote für Kinder bestehen. Wenn Ihr Kind versorgt ist und Hilfe erhält, können Sie sich besser auf die Behandlung einlassen und sich mit Ihren eigenen Problemen auseinandersetzen.

Professionelle Hilfen für Ihr Kind werden sich also auch positiv auf Ihren Heilungsprozess auswirken. Wenn es Ihnen wieder besser geht, können Sie sich auch wieder besser der Versorgung und Betreuung Ihres Kindes widmen, was sowohl Sie als auch Ihr Kind stärkt.

9.2 Eine wichtige Anlaufstelle ist das Jugendamt

Im Kinder- und Jugendhilfegesetz werden verschiedene Formen der Hilfe aufgeführt, auf die Sie als Eltern einen Rechtsanspruch haben. Voraussetzung für die Gewährung von Hilfen ist aber eine Prüfung durch das Jugendamt. Das heißt, wenn Sie sich aus Sorge um Ihr Kind an das Jugendamt wenden, wird sich ein Mitarbeiter des Jugendamts ein eigenes Bild von der Situation machen. Er wird mit Ihnen und Ihrem Kind sprechen und mit Ihrem Einverständnis eventuell auch mit dem Erzieher oder dem Lehrer. Gemeinsam mit Ihnen und möglicherweise mit den anderen Fachleuten wird dann überlegt, welche Hilfen für Ihr Kind sinnvoll sind.

Das Jugendamt stellt eine wichtige Anlaufstelle dar, wenn Sie Hilfe für Ihr Kind suchen. Es ermöglicht den Weg zu diesen Hilfen und übernimmt die Kosten dafür. Angeboten werden diese Hilfen meist von Wohlfahrtverbänden wie Caritas, Diakonie oder Arbeiterwohlfahrt.

Wichtige Hilfen für Kinder von Eltern mit einer psychischen Störung sind:

- *Sozialpädagogische Familienhilfe.* Bei dieser Hilfeform wird die Familie von einer pädagogischen Fachkraft für eine festgelegte Stundenanzahl in der Woche unterstützt. Sie spricht mit den Familienmitgliedern über Probleme und Konflikte und hilft den Kindern, besser mit den Belastungen fertig zu werden. Sie kann die Eltern z. B. darin unterstützen, mit dem Kind über die psychische Störung zu sprechen und den Kindern bei der Lösung von Problemen zu helfen. Da der Mitarbeiter die Familie meist über einen längeren Zeitraum und mehrere Stunden in der Woche begleitet, kann er in einer schwierigen und belastenden Phase zu einem wichtigen Ansprechpartner für alle Familienmitglieder werden.
- *Erziehungsbeistandschaft.* Während die Sozialpädagogische Familienhilfe in Familien mit kleinen Kindern bzw. Grundschulkindern eingesetzt wird, bieten sich oftmals für ältere Kinder Hilfen in Form einer Erziehungsbeistandschaft an. Jugendliche sind stärker nach außen orientiert. Die Ablösung vom Elternhaus, selbstständig werden, regelmäßige Be-

ziehungen zu Gleichaltrigen aufzubauen, sind wichtige Schritte in der Entwicklung. Eine pädagogische Fachkraft, die die Aufgabe eines Erziehungsbeistandes übernimmt, kann diese wichtigen Entwicklungsschritte unterstützen und begleiten. Psychisch erkrankten Eltern kann ein Erziehungsbeistand oftmals Entlastung verschaffen, da sich Schuldgefühle und Sorgen in Bezug auf die Entwicklung ihrer heranwachsenden Kinder vermindern.

- *Erziehungsberatungsstellen.* Diese Einrichtungen bieten Hilfen bei Entwicklungsproblemen und Schulproblemen der Kinder oder auch bei allgemeinen Erziehungsfragen an. Durch Kinderpsychologen, Sozialpädagogen und Therapeuten werden Familien- und Elternberatung sowie Einzel- und Gruppenbetreuung für Kinder durchgeführt. Eine Reihe von Erziehungsberatungsstellen hat spezielle Gruppenangebote für Kinder von Eltern mit einer psychischen Störung eingerichtet und arbeitet mit Kliniken, Sozialpsychiatrischen Diensten sowie niedergelassenen Psychiatern und Psychotherapeuten zusammen. Erziehungsberatungsstellen können auch eine Brücke zum Jugendamt herstellen und unterstützen Sie auch dabei, umfassende Hilfen – wie sozialpädagogische Familienhilfe oder Erziehungsbeistand – für Ihr Kind zu erhalten.

9.3 Psychotherapeuten und Kinderpsychiater sind Spezialisten für die Behandlung psychischer Probleme bei Kindern

Für therapeutische Hilfen sind Kinder- und Jugendpsychiater sowie Kinder- und Jugendlichenpsychotherapeuten zuständig. Sprechen Sie am besten den Kinderarzt, Ihren Therapeuten bzw. behandelnden Arzt oder aber einen Mitarbeiter der Erziehungsberatungsstelle an, wenn Sie vermuten, dass Ihr Kind stark belastet ist und therapeutische Hilfe benötigt. Psychotherapie für Ihr Kind wird über die Krankenkasse finanziert. Der Zugang ist nicht so einfach wie bei der Erziehungsberatungsstelle, da ein aufwändigeres Antragsverfahren erforderlich ist. Hinzu kommen eventuell längere Wartezeiten, bis mit einer Behandlung begonnen werden kann.

10 Gibt es noch weitere Hilfen?

Verschiedene psychiatrische Kliniken haben mittlerweile die Möglichkeiten geschaffen, erkrankte Mütter gemeinsam mit ihren Säuglingen oder Kleinkindern aufzunehmen (siehe Adressen im Anhang, S. 72). Die Mutter-Kind-Behandlung richtet sich an Mütter, die psychische Probleme nach der Geburt entwickeln und therapeutische Hilfe benötigen.

Durch die gemeinsame Aufnahme von Mutter und Kind soll eine Trennung vom Kind vermieden werden. Viele vor und nach der Geburt erkrankte Mütter verbergen ihre wahren gesundheitlichen Probleme aus Angst vor einem Beziehungsabbruch und dem Verlust des Kindes. Sie sind verzweifelt, fühlen sich als Versagerin und geben sich dann selbst die Schuld, weil sie ihren Aufgaben in der Versorgung des Kindes nicht ausreichend nachkommen und sich nicht, wie sie selbst und auch das soziale Umfeld erwarten, über ihr Kind freuen können. Zum einen der Druck aus dem sozialen Umfeld und zum anderen die eigenen Erwartungen an sich selbst, verhindern oftmals über einen langen Zeitraum hinweg das Sprechen über die Probleme und auch das Aufsuchen angemessener therapeutischer Hilfen.

Die Behandlung wird durch Gesprächsgruppen mit anderen Müttern begleitet, sodass Möglichkeiten zum Erfahrungsaustausch und zu gegenseitigen Anregungen für den Umgang mit den Kindern geschaffen werden. Außerdem können Mütter an Spielgruppen teilnehmen, in denen sie im gemeinsamen Spiel mit den Kindern unterstützt werden. Den Müttern werden dabei entwicklungsbezogene Spiel- und Bewegungsanregungen für ihre Kinder vermittelt. Zudem ermöglicht ein solcher Rahmen soziale Kontakte zwischen Kindern und den Erfahrungsaustausch zwischen den Müttern.

Anhang

Literatur

Ratgeber

Lenz, A. & Brockmann, E. (2013). *Kinder psychisch kranker Eltern stärken. Informationen für Eltern, Erzieher und Lehrer*. Göttingen: Hogrefe.

Informationsbroschüren (herausgegeben von der Familien-Selbsthilfe Psychiatrie BApK e.V.)

- Jetzt bin ich dran …: Informationen für Kinder von 8 bis 12 Jahren mit psychisch kranken Eltern.
- It's my turn: Informationen für Jugendliche, die psychisch kranke Eltern haben.
- Nicht von schlechten Eltern …: Informationen für psychisch kranke Eltern.

Bücher für kleine Kinder und Grundschulkinder

Wunderer, S. (2010). *Warum ist Mama traurig?* Frankfurt: Mabuse.

Mosch, E. von (2008). *Mamas Monster.* Köln: Balance Buch+Medien.

Tilly, C. & Offermann, A. (2012). *Mama, Mia und das Schleuderprogramm*. Köln: Balance Buch + Medien.

Homeier, S. (2006). *Sonnige Traurigtage*. Frankfurt: Mabuse.

Zitierte Fachbücher

Lenz, A. (2014). *Kinder psychisch kranker Eltern* (2., vollständig überarbeitete und erweiterte Auflage). Göttingen: Hogrefe.

Lenz, A. & Wiegand-Grefe, S. (2017). *Kinder psychisch kranker Eltern* (Leitfaden Kinder- und Jugendpsychotherapie). Göttingen: Hogrefe.

Mattejat, F. & Lisofsky, B. (Hrsg.). (2014). *Nicht von schlechten Eltern. Kinder psychisch Kranker* (4., korrigierte und ergänzte Auflage). Köln: Balance Buch + Medien

Plass, A. & Wiegand-Grefe, S. (2012). *Kinder psychisch kranker Eltern. Entwicklungslinien erkennen und behandeln*. Weinheim: Beltz.

Weiterführende Fachbücher

Lenz, A. (2010). *Ressourcen fördern. Materialien für die Arbeit mit Kindern und ihren psychisch kranken Eltern*. Göttingen: Hogrefe.

Wiegand-Grefe, S., Halverscheid, S. & Plass, A. (2011). *Kinder und ihre psychisch kranken Eltern: Familienorientierte Prävention. Der CHIMPs-Beratungsansatz*. Göttingen: Hogrefe.

Wiegand-Grefe, S., Mattejat, F. & Lenz, A. (Hrsg.). (2011). *Kinder mit psychisch kranken Eltern. Klinik und Forschung*. Göttingen: Vandenhoeck & Ruprecht.

Hilfreiche Weblinks

- www.bag-kipe.de*:* Auf der Internetseite der Bundesarbeitsgemeinschaft „Kinder psychisch kranker Eltern" finden Sie zahlreiche Informationen zu Einrichtungen in Deutschland, die spezielle Hilfen für betroffene Kinder und Familien anbieten, Veranstaltungen, Literatur und Internetadressen. Auch erwachsene Kinder psychisch kranker Eltern finden hier Hinweise auf spezielle Angebote, wie Selbsthilfegruppen.
- www.bke.de*:* Hilfen für Kinder, Jugendliche und Eltern bieten qualifizierte Fachkräfte in über 1 000 Erziehungsberatungsstellen im gesamten Bundesgebiet. Eine Beratungsstelle ist mit Sicherheit in Ihrer Nähe. Die Bundeskonferenz für Erziehungsberatung (bke) bietet darüber hinaus Beratung für Jugendliche und Eltern über das Internet an. Die Jugendlichen und Eltern können sich auf diesem Weg anonym und kostenlos durch erfahrene Fachkräfte beraten lassen. Auf der Homepage befinden sich ein Verzeichnis der Erziehungsberatungsstellen sowie weitere Online-Beratungsangebote.

Adressen von Kliniken mit Mutter-Kind-Einheiten

Bayern

kbo-Isar-Amper-Klinikum,
München Nord
Leopoldstraße 175
80804 München
www.iak-kmo.de
089/206022-659 oder -624
Kinder unter 3 Jahren

kbo-Inn-Salzach-Klinikum
Mutter-Kind-Einheit
Gabersee 7
83512 Wasserburg a. Inn
www.inn-salzach-klinikum.de
08071/71-614
Kinder unter 6 Jahren

kbo-Isar-Amper-Klinikum
Klinik Taufkirchen/Vils
Bräuhausstraße 5
84416 Taufkirchen/Vils
www.iak-kt.de
08084/934-212
variabel

kbo-Isar-Amper-Klinikum
Klinikum München Ost, Mutter-Kind und Frauen-Station Haus 71
Vockestraße 72
85540 Haar (bei München)
www.iak-kmo.de
089/4562-3626 oder -3289
Kinder unter 4 Jahren

Klinikum Ingolstadt
Zentrum für psychische Gesundheit
Krumenauerstraße 25
85049 Ingolstadt
www.klinikum-ingolstadt.de
0841/880-2201 (Sekretariat)
Kinder unter 1 Jahr

Bezirkskrankenhaus Augsburg
Klinik für Psychiatrie und Psychotherapie
Dr.-Mack-Straße 1
86156 Augsburg
www.bkh-augsburg.de
0821/4803-0
vorwiegend Säuglinge, aber bis Schulalter möglich

Klinikum Nürnberg Nord
Klinik für Psychiatrie und Psychotherapie
Mutter-Kind-Tagesklinik
Prof.-Ernst-Nathan-Straße 1
90419 Nürnberg
www.klinikum-nuernberg.de
0911/398-2900 oder -2962
Kinder unter 3 Jahren

Universitätsklinikum Erlangen
Psychiatrische und Psychotherapeutische Klinik
Schwabachanlage 6
91054 Erlangen
www.uk-erlangen.de
09131-85-34597 (Ambulanz)

Bezirkskrankenhaus Wöllershof
Postfach 1180
92656 Neustadt/Waldnaab
www.medbo.de
09602/780
Kinder unter 1 Jahr

Bezirksklinikum Regensburg
Klinik und Poliklinik für
Psychiatrie und Psychotherapie
der Uni Regensburg
Universitätsstraße 84
93053 Regensburg
www.uniklinikum-regensburg.de
0941/941-2580 (Haus 27)
Säuglinge und Kinder unter 6 Jahren

Bezirkskrankenhaus Bayreuth
Nordring 2
95445 Bayreuth
www.bezirkskliniken-oberfranken.de
0921/2835105
Säuglinge

Klinikum am Michelsberg
St.-Getreu-Str. 18
96049 Bamberg
www.sozialstiftung-bamberg.de
0951/50321001
Säuglinge

Universitätsklinikum Würzburg
Klinik und Poliklinik für
Psychiatrie, Psychosomatik und
Psychotherapie, Station V Ost
Füchsleinstraße 15
97080 Würzburg
www.ppp.ukw.de
0931-201-76200
bis maximal Krabbelalter

Krankenhaus für Psychiatrie, Psychotherapie und Psychosomatische Medizin
Mutter-Kind-Einheit
Am Sommerberg 40
97816 Lohr am Main
www.bezirkskrankenhaus-lohr.de
90352/503-0
Kinder unter 3 Jahren

Berlin

DYADE Mutter-Kind-Kriseneinrichtung
Schönhauser Allee 161A
10435 Berlin
www.prenzlkomm.de
030/44017830
Säuglinge und Kinder unter 6 Jahren

Vivantes Klinikum Neukölln, Abteilung für Psychiatrie und Psychotherapie
Rudower Straße 48
12351 Berlin
www.vivantes.de
030/130142273 oder
030/130142271 (Sekretariat)
Kinder unter 6 Monaten

St.-Joseph-Krankenhaus Berlin-Weißensee
Fachkrankenhaus für Neurologie, Psychiatrie und Psychotherapie
Gartenstraße 1–5
13088 Berlin
www.alexianer-berlin-weissensee.de
030/92790-490 oder -491
Kinder unter 6 Monaten

Charité – Universitätsmedizin in Berlin
Klinik für Psychiatrie und Psychotherapie
Eschenallee 3
14050 Berlin
www.charite.de
030/84458715 (9–14 Uhr, außerhalb: 030/84458717)
Kinder bis zum Laufalter

Brandenburg

Carl-Thiem-Klinikum Cottbus
Klinik für Psychiatrie, Psychotherapie und Psychosomatik
Thiemstraße 111
03048 Cottbus
www.ctk.de
0355-462811
Kinder unter 1 Jahr

Hamburg

Universitätsklinik Hamburg-Eppendorf
Klinik für Kinder- und Jugendpsychiatrie und Psychotherapie
Mutter-Baby-Tagesklinik und Kleinkind-Sprechstunde
Martinistraße 52

20246 Hamburg
www.uke.de
040/7410-52230 (Ambulanz-sekretariat)
Kinder unter 3 Jahren

Bethesda Krankenhaus Bergedorf gGmbH
Abteilung für Psychiatrie und Psychotherapie, Station 12 (Depression und Mutter-Kind-Behandlung)
Glindersweg 80
21029 Hamburg
www.klinik-bergedorf.de
040/72554-1551 (Sekretariat)
Kinder unter 1 Jahr

Altonaer Kinderkrankenhaus Hamburg
Kleinkind-Ambulanz
Bleickenallee 38
22763 Hamburg
www.kinderkrankenhaus.net
040/88908-270
Säugling- und Kleinkindalter

Hessen

Klinikum Kassel, Ludwig-Noll-Krankenhaus
Klinik für Psychiatrie und Psychotherapie
Dennhäuser Straße 156
34134 Kassel
www.klinikum-kassel.de
Kinder unter 1 Jahr

Universitätsklinikum Gießen und Marburg
Klinik für Psychiatrie und Psychotherapie am Standort Marburg
Rudolf-Bultmann-Straße 8
35039 Marburg
www.ukgm.de
06421/5865200
Kinder unter 1 Jahr

Universitätsklinikum Gießen und Marburg
Klinik für Kinder- und Jugendpsychiatrie, Psychosomatik und Psychotherapie, Kleinkindsprechstunde
Schützenstraße 49
35039 Marburg
www.ukgm.de
06421/58-66469 (Ambulanz)
Kinder im Alter von 2 bis 6 Jahren

Vitos Gießen-Marburg gGmbH
Klinik für Psychiatrie und Psychotherapie, Station 6.2
Licher Straße 106
35394 Gießen
www.vitos-giessen-marburg.de
0641/403-309 (Telefonsprechstunde Mi 9.30–10.30 Uhr und Fr 10.30–11.30 Uhr)
Kinder unter 6 Jahren

Vitos Klinik Weilmünster
Klinik für Psychiatrie und Psychotherapie, Haus 6, KPP2
Weilstraße 10
35789 Weilmünster

www.vitos-weilmuenster.de
06472/60-211 (Sekretariat) oder -542 (Station)
Kinder unter 3 Jahren

Vitos Klinikum Heppenheim
Station 0.2, Mutter-Kind-Behandlung
Viernheimer Straße 4
64646 Heppenheim
www.vitos-heppenheim.de
06252/16-313
Kinder unter 6 Jahren

Städtische Kliniken Ffm-Höchst
Klinik für Psychiatrie und Psychotherapie und Psychosomatik
Gotenstraße 6-8
65929 Frankfurt am Main
www.klinikumfrankfurt.de
069/3106-2923
Kinder unter 6 Jahren

Niedersachsen

KRH Psychiatrie Langenhagen, Station 5
Rohde Hof 3
30853 Langenhagen
www.krh.eu
0511/7300514501 (Sekretariat) oder 0511/7300650
Kinder unter 7 Monaten

KRH Psychiatrie Wunstorf
Südstraße 25
31515 Wunstorf
www.krh.eu
05031/93-1201 (Sekretariat)
Kinder unter 1 Jahr

Deister Weser Kliniken
Fachklinik für Verhaltensmedizin und Psychosomatik
Lug ins Land 5
31848 Bad Münder
www.deister-weser-kliniken.de
05042/600-212
Kinder ab 3 Jahren

Universität Göttingen
Klinik für Psyichiatrie und Psychotherapie, Station 4093
Von-Sieboldstraße 5
37075 Göttingen
www.psychiatrie.med.uni-goettingen.de
0551/396691

Paracelsus-Wittekindklinik
Empterweg 5
49152 Bad Essen
www.paracelsus-kliniken.de/wittekindklinik.html
05472/935-00
Säuglinge und Kinder bis 6 Jahre

Nordrhein-Westfalen

Rheinische Kliniken Düsseldorf
Bergische Landstraße 2
40629 Düsseldorf
www.rk-duesseldorf.lvr.de
0211/9223130
Kinder unter 1 Jahr

LVR-Klinik Viersen
Fachklinik für Psychiatrie und Psychotherapie
Johannisstraße 70
41749 Viersen
www.klinik-viersen.lvr.de
02162/964523
Kinder unter 1 Jahr

St. Marien-Hospital Eickel
Klinik für Psychiatrie, Psychotherapie und Psychosomatik
Marienstraße 2
44651 Herne
www.marienhospital-eickel.de
02325/374140
Kinder bis zum Eintritt ins Schulalter

LWL-Klinik Herten
Im Schlosspark 20
45699 Herten
www.lwl-klinik-herten.de
02366/802202
Kinder unter 1 Jahr

Westfälische-Wilhelms-Universität Münster
Klinik für Psychiatrie und Psychotherapie (Station 4)
Albert-Schweitzer-Campus 1,
Gebäude A9
48149 Münster
www.klinikum.uni-muenster.de
0251/8356601
Kinder unter 6 Monaten

Klinik für Psychiatrie und Psychotherapie des Kindes- und Jugendalters
Schmeddingstraße 50
48149 Münster
www.klinikum.uni-muenster.de
0251/8356701
Säuglinge, Kinder und Jugendliche bis 18 Jahre

LWL-Klinik Lengerich
Parkallee 10
49525 Lengerich
www.lwl.org
05481/120
Säuglinge und Kinder bis 6 Jahre

Tagesklinik Altenburger Straße GmbH
Altenburger Straße 8–12
50678 Köln
www.tka-koeln.de
0221/3394153
Säuglinge und Kinder unter 3 Jahren

Rheinische Kliniken Bonn
Abteilung Allgemeine Psychiatrie II, Haus 7
Kaiser Karl Ring 20
53111 Bonn
www.klinik-bonn.lvr.de
0228/551-2459 oder -2390
Kinder unter 2 Jahren

Gemeinschaftskrankenhaus Herdecke
Abteilung für Psychiatrie und Psychotherapie
Gerhard-Kienle-Weg 4
58313 Herdecke
www.gemeinschaftskrankenhaus.de
02330/623406
Kinder unter 1 Jahr

Rheinland-Pfalz und Saarland

Rhein-Mosel-Fachklinik Andernach
Abteilung für Allgemeinpsychiatrie und Psychotherapie
Vulkanstraße 58
56626 Andernach
www.rhein-mosel-fachklinik-andernach.de
02632/4075427
Kinder ab 18 Monate bis 5 Jahre

Helios Klinik
Fachklinik für Mutter, Vater und Kind
Felkestraße 37
65582 Diez an der Lahn
www.helios-kliniken.de/klinik/diez-mutter-vater-und-kind.html
06432/9360
Säuglinge, Kinder und Jugendliche bis 18 Jahre

Universitätsklinikum des Saarlandes
Klinik für Psychiatrie und Psychotherapie, Gebäude 90
Kirrberger Straße 1
66421 Homburg/Saar
www.uniklinikum-saarland.de
06841/16-24246
Kinder unter 5 Jahren und Geschwisterkinder

Sachsen

Universitätsklinikum Carl Gustav Carus
Mutter-Kind-Tagesklinik der Klinik für Psychotherapie und Psychosomatik
Blasewitzer Straße 42
01307 Dresden
www.uniklinikum-dresden.de
0351/4587065
Kinder unter 12 Monaten

Klinik Bavaria Kreischa
Klinik für Psychotherapie und Verhaltensmedizin
An der Wolfsschlucht 1–2
01731 Kreischa
www.klinik-bavaria.com
035206/64331
keine Einschränkung

Sächsiches Krankenhaus Großschweidnitz
Dr. Max-Krell-Park 41
02708 Großschweidnitz
www.skh-grossschweidnitz.sachsen.de
03585/4532396 (Pflegestützpunkt)
Säuglinge und Kinder bis etwa 10 Jahre

Helios Park-Klinikum
Klinik für Kinder- und Jugendpsychiatrie und Psychotherapie, Kompetenzzentrum „Frühe Interaktionsstörungen"
Prager Straße 224
04289 Leipzig
www.helios-kliniken.de/klinik/leipzig-park-klinikum.html
0341/86412-50 oder -51
tagesklinisch: Säuglinge und Kinder unter 3 Jahren; vollstationär: Kinder unter 6 Jahren; ambulant: Säuglinge und Kinder unter 3 Jahren

Sächsisches Krankenhaus Altscherbitz
Leipziger Straße 59
04435 Schkeuditz
www.skh-altscherbitz.sachsen.de
034204/874306
Kinder bis zum Laufalter

Diakoniewerk Zschadraß GmbH
Klinik für Psychiatrie, Mutter-Kind-Einheit
Im Park 20
04680 Colditz
www.diakoniezschadrass.de
034381-87300
Kinder unter 3 Jahren

Klinikum Chemnitz, Krankenhaus Küchwald
Psychiatrische Tagesklinik
Bürgerstraße 2
09113 Chemnitz
www.klinikumchemnitz.de
0371/33343691
Kinder unter 12 Monaten

Schleswig-Holstein

Universitätsklinikum Schleswig-Holstein
Klinik für Psychiatrie und Psychotherapie
Ratzeburger Allee 160
23538 Lübeck
www.psychiatrie-luebeck.uksh.de
0451/500-2910
Kinder unter 4 Jahren

AMEOS Klinikum Neustadt
Klinikum für Psychiatrie und Psychotherapie Neustadt,
Station BN3
Wiesenhof
23730 Neustadt in Holstein
www.ameos.eu/klinikum-neustadt.html
04561/611-4611 (Sekretariat)
Kinder zwischen 1 und 6 Jahren

AMEOS Klinikum Heiligenhafen
Mutter-Säugling-Station
Friedrich-Ebert-Straße 100
23774 Heiligenhafen
www.ameos.eu/2065.html
04362/91-1305 (Sekretariat) oder -1501 (Psychologin)
Kinder unter 1 Jahr

Universitätsklinikum Schleswig-Holstein
Campus Kiel, Klinik für Psychiatrie und Psychotherapie,
Station P5
Niemannsweg 147
24105 Kiel
www.uksh.de
0431/9900-2681 (Pforte) oder -8129 (OA)

Regio Klinikum Elmshorn
Klinik für Psychiatrie, Psychotherapie und Psychosomatik
Agnes-Karll-Allee 17
25337 Elmshorn
www.klinikum-elmshorn.de
04121/798-784 (Sekretariat Chefarzt)
Kinder unter 1 Jahr

Westküstenklinikum Heide
Esmarchstraße 50
25746 Heide
www.westkuestenklinikum.de
0481/785702010
je nachdem wie notwendig

Fachklinik Nordfriesland
Abteilung Psychosomatik
Gammeltoft 10–12
25821 Riddorf
www.fklnf.de
04671/408-3800
keine genauen Angaben

Thüringen

Wald-Klinikum Gera GmbH
Klinik für Psychotherapie
Straße des Friedens 122
07548 Gera
www.waldklinikumgera.de
0365/8284600
keine Begrenzung

Universitätsklinikum Jena
Klinik für Psychiatrie und Psychotherapie, Mutter-Kind-Behandlungseinheit P5
Philosophenweg 3
07743 Jena
www.uniklinikum-jena.de
03641/935251-95
Kinder unter 3 Jahren (Ausnahmen möglich)

Katholisches Krankenhaus
St. Nepomuk
Mutter-Kind-Einheit
Haarbergstraße 72
99097 Erfurt
www.kkh-erfurt.de
0361/6451440
Kinder unter 1 Jahr

Ökumenisches Hainich Klinikum gGmbH
Fachkrankenhaus für Neurologie, Psychiatrie und Psychotherapie, Kinder- und Jugendpsychiatrie und -psychotherapie
Pfafferode 102
99974 Mühlhausen
www.oehk.de
03601/803501
Kinder unter 10 Monaten

Buchtipps

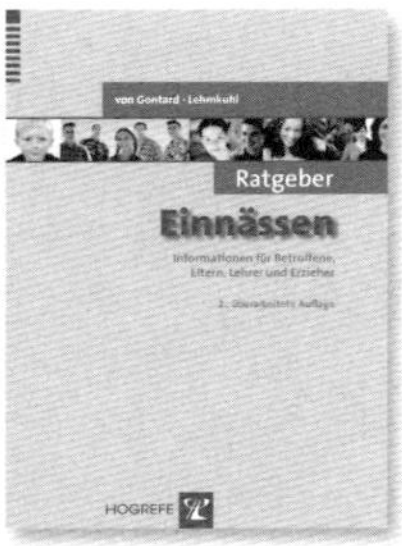

Alexander von Gontard / Gerd Lehmkuhl

Ratgeber Einnässen

Informationen für Betroffene, Eltern, Lehrer und Erzieher

(Reihe: „Ratgeber Kinder- und Jugendpsychotherapie“, Band 4)
2., überarb. Auflage 2012, 67 Seiten, Kleinformat,
€ 8,95 / CHF 13.50
ISBN 978-3-8017-2451-1
Auch als eBook erhältlich

Der Ratgeber informiert über die verschiedenen Formen des Einnässens und zeigt vielfältige Behandlungsmöglichkeiten auf, die zur Trockenheit führen.

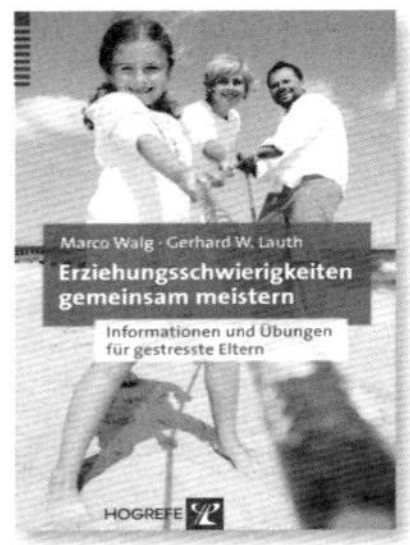

Marco Walg / Gerhard W. Lauth

Erziehungsschwierigkeiten gemeinsam meistern

Informationen und Übungen für gestresste Eltern

2014, 157 Seiten, Kleinformat,
€ 16,95 / CHF 24.50
ISBN 978-3-8017-2621-8
Auch als eBook erhältlich

In diesem Übungsbuch zur Verbesserung der Erziehungskompetenz werden Methoden vorgestellt, die auch in schwierigen Erziehungssituationen wirksam sind, die elterliche Stressbelastung reduzieren und die Eltern-Kind-Beziehung nachhaltig verbessern.

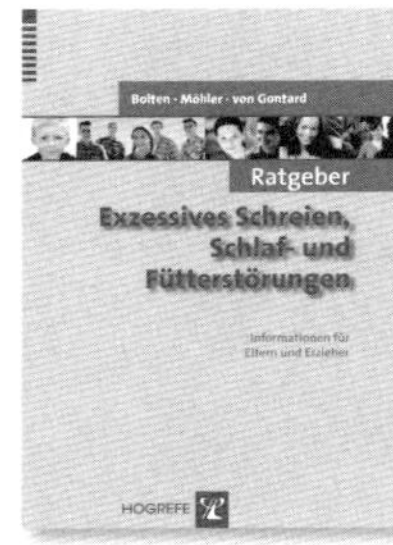

Margarete Bolten / Eva Möhler / Alexander von Gontard

Ratgeber Exzessives Schreien, Schlaf- und Fütterstörungen

Informationen für Eltern und Erzieher

(Reihe: „Ratgeber Kinder- und Jugendpsychotherapie“, Band 17)
2013, 48 Seiten, Kleinformat,
€ 8,95 / CHF 13.50
ISBN 978-3-8017-2374-3
Auch als eBook erhältlich

Dieser Ratgeber informiert über verschiedene Erscheinungsformen, Ursachen und Behandlungsmöglichkeiten von Schrei-, Schlaf- und Fütterstörungen im Säuglings- und Kleinkindalter.

www.hogrefe.com

hogrefe